ぼくらの中の発達障害

青木省三 Aoki Shozo

★――ちくまプリマー新書
189

はじめに

まず、この本を手にとってくれたことに感謝したい。たくさんある本のなかで、この本をふと手にとり、ページをめくってもらった。これは偶然の出会いだ。でも、人生というのはこのような出会いの積み重ねなのかもしれない。できるならば、良い出会いを、楽しい出会いを少しでも多く積み重ねたいものだと、僕は思っている。もちろん、悩んだり、苦しんだりするという出会いも、貴重な出会いの一つである。というより、貴重だったと思えるようにできたらと思っている。

さて、この本を手にとってくれた理由はなんだろうか。最近よく言われる「発達障害」というものに興味があるのかもしれないし、身近に発達障害ないし発達障害的な人がいるのかもしれない。又は、自分自身が発達障害的なのではないかと思っているというこどもあるかもしれない。いずれにせよ、発達障害について知りたいという気持ちがあるのだろう。まずは、その気持ちに感謝したい。

発達障害に関連する言葉はたくさんある。自閉症、アスペルガー症候群、広汎《こうはん》性発達障害、自閉症スペクトラム障害、などというような言葉を、学校や職場で、そして新聞やテレビやネットで見たり聞いたりしたことがあると思う。でも、それがいったい何なのか、どう考えればいいのかは、言葉が広まっている割に、実はよく理解されていないのではないかと、危惧を覚えることがある。この本は、発達障害とは何か、ということについて、僕の経験と考えをまとめたものだ。

簡単に自己紹介をすると、僕は精神科医で、中でも青年期精神医学を専門としている。自分自身が医者になったばかりの「青年」の頃から、青年の悩みに強い関心を持ってきた。当時、青年の「心」の問題は、これまでになかった新たな問題として社会に現れてきた頃だった。僕は、青年に向きあうと同時に、自分自身の人生の問題でもあるかのように、彼らの治療や相談に携わってきた。この本はこれまで出会った彼らの気持ちを代弁するような気持ちで書いたつもりだ。

僕はこの本を多くの人に読んで欲しいと思っている。

第一に、発達障害というものに興味を持っている幅広い人に読んで欲しい。発達障害については多くの本がすでに出版されているが、必ずしも正しく理解されているとは思えないからだ。

第二に、実際に周囲に発達障害を持つ人や、又は発達障害かどうかは分からないが発達障害的なところがありそうな人がいて、その人を理解したい、どうしてあげたら良いか、と思っている人に読んで欲しい。その人の友達や家族、学校の先生、職場の人など、その人に関わる多くの人に読んで欲しい。

第三に、自分自身が発達障害であるとか、発達障害かもしれないと思っている人に読んで欲しい。又は、発達障害であってもなくても、今、生きていることに悩んでいる人にもこの本を読んで欲しい。この本に書いていることは、考え方や感じ方が異なる人の中で、どのように自分らしく生きていくか、を考えるのに役に立つんじゃないかと思うからだ。そして、実はこの第三の、発達障害かもしれない人や、周囲との人間関係がうまくいかなくて悩んでいる人にこそ、最もこの本を読んで欲しいと僕は思っている。なぜなら、当人が読むことで生活や人生が助けられたり楽になったりする本が、今までほとんどなかったからだ。

発達障害を持つ人は、家庭や学校や職場の中で、さまざまな困難を抱えやすい。それだけでなく、誤解されやすく、孤立しやすい。のびのびとゆったりと生きていって欲しいと思うのだけど、なかなかうまくいかない。特に日本という国、日本文化の中で生きていくというのがより一層困難を与えているのではないかとさえ、僕は思っている。発達障害を持つ人に、発達障害の傾向を持っている人に、誇りと自信を持って生きていって欲しい。そして少しでも気持ちよく、人生を楽しみながら生きて欲しい。その応援になるようにという願いを込めて、この本を書いた。この本を読んで、何か得るものがあったら、僕は本当にうれしい。

それから一つ注意してもらいたいことがある。この本は、発達障害を見つけ出し、診断するためのものではない。それは「あの人の変わっているのは、やはり障害だったんだ」と決めつけてしまうということだ。この本の目標はそれとは全く異なるものだ。この本は「僕は普通だと思っている人」の中にも発達障害の傾向というものが潜んでいることや、しかもそれは全く悪いことではないということや、発達障害を持っている人が自分自身を理解することを目標としている。発達障害を、一人の人間の在り様や生き方と考えることはできないか。あの人も、僕も同じようなものを持ちながら生きていると考えることはできないか。これがこの本で考えようとしていることだ。

どの章から読むか？

・時間がある人は、もちろん最初から読み進んで欲しい。
・今、困っていることがある人は、まず第六章を読んで欲しい。そして時間ができたら、残りを読んで欲しい。
・今、身近な誰かに「何かしてあげられないか」と考えている周囲の人は、第七章を初めに読んで、それから第六章を読んで欲しい。そして時間ができたら、残りを読んで欲しい。

なお、この本においては、発達障害がない「普通」の人の発達を「定型発達」という言葉で表現することにした。発達障害を持つ人は「障害」があるから、「健康」でないとか「正常」でない、と言ってしまうのには異和感があるからだ。単に世界で生きる人の「多数派」でないというだけかもしれないし、実際、発達障害を持つ人たちを、「少数民族」と呼んでいる人もいる。

又、わが国の発達障害者支援法（平成十六年）では、「発達障害」を、「自閉症、アスペルガー症候群その他の広汎性発達障害、学習障害、注意欠陥多動性障害その他これに類する脳機能の障害であってその症状が通常低年齢において発現するものとして政令で定めるもの」と定義している。これらのうち、この本では、主として広汎性発達障害（自閉症スペクトラム障害）について書いている。

目次 * Contents

イラスト＝シャルロット井上

序章

「あの人」と僕は本当に違うのだろうか？

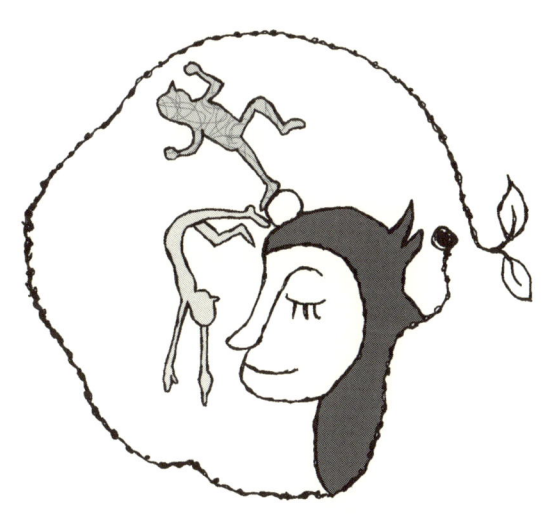

◆どんな精神症状も、誰もの心にある

僕が医学生時代のことだ。精神科の講義を受けた時、精神科のさまざまな病気、例えば、統合失調症、躁《そう》うつ病、強迫性障害、不安障害……、その程度は別として、どの病気の「症状」も自分自身の中にあることに気づいた。それで、恐る恐る「僕は病気ではないでしょうか」と教官に尋ねてみた。だけど教官は、「病気ではないよ」と笑って答えるだけだった。「何故《なぜ》、病気ではないんだろう?」と不思議だった。

例えば、遅刻して教室に入る時、風邪で数日休んだ後に教室に入る時、同級生が教室に入る僕を一斉に見つめるように感じることはしょっちゅうあったし、自分が笑われているように感じることもしばしばあった。これを「被害妄想」と捉えたら、僕は「統合失調症」になるのだろうか。気分が落ち込んで悲観的に考えることもあった。これを「うつ気分」と捉えたら、「うつ病」となるのだろうか。鍵をかけたかどうか繰り返し気になることもあった。これを「強迫観念」と捉えたら、「強迫性障害」になるのだろうか。

僕は教官の説明だけでは、どうも納得できず、思いきって「僕は病気ではないだろうか？　教科書に書いてある症状に当てはまるんだ」と何人かの友人に尋ねてみた。すると驚いたことに、少なからずの友人が「僕もそうだ」と言うのだ。中には、「教科書に書いてあるすべての精神症状は、僕の中にある。僕は歩く教科書だ」などと自慢する同級生さえいた。普通なら知られたくないようなことでも、むしろ自慢してしまうような年頃だった。病気でも多いほうがよいと思ったに違いない。その同級生はその後医師になり、今も元気に活躍している。

話はそれるが、僕が高校生大学生の時代は、「不幸なことをたくさん持っている人間が偉い」と、多くの若者が考えていた。不幸や悩みや苦しみが、人間を磨くと考えていたからだ。実際、今でも僕はそう思っている。だから「自分がどんなに大変なことを抱えているか」を、若い頃は競争したものだった。実際は一番になって皆に「大変だね。偉いね」と思われても、「大変なこと」の一番なので、嬉《うれ》しいような、悲しいようなものではあったけれども。

そのうち素朴な疑問が湧いてきた。どの病気の症状も、もちろんその程度は別にして、

「普通」の人の中にあるのではないか。漠然とではあるが、その頃からそう感じ始めていた。だからこそ、一見、ありそうもない非現実的に思える病気の症状も、何となく理解できるのではないか。自分のうちに、薄められた形ではあるが、そんな精神症状がある。それが、何かの要因で大きくなった時、病気や障害として顕在化する、というようなものではないかと思うようになった。

今でも、大学で講義をしていると、「心の病気と健康の境目って、はっきりとあるのですか？」と、学生から質問を受けることがある。その時は「はっきりとした境目はないんだ」と、僕は答えている。そして「僕や君の中には『弱めの症状』が、患者さんと呼ばれる人の中には『強めの症状』がある、と考えたらいいよ」と話すようにしている。時には「僕や君は時々病気に、患者さんと呼ばれる人は少し長めに病気になる、と考えたらいいよ」と話すこともある。

◆「虐待」の種は、僕の心の中にもある

もう一つ例をあげてみよう。最近は「虐待」という言葉が、しばしば新聞やテレビな

どのマスメディアに登場してくる。児童虐待、老人虐待、家庭内暴力、夫婦間暴力などは、もちろん絶対によくないものであり、何とか止めるべきものである。ただ、「虐待」という言葉を聞いていると、「凶暴な人間」というイメージが浮かび上がってくる。しかし、当の本人(加害者)に会ってみると、実際は「普通の人」であることが少なくない。その「普通の人」にスイッチが入ると、例えば「しつけ」が止まらなくなり、暴力となることがあるようなのだ。何故だろうと思って、「虐待」する人たちの話を聞いていると、しだいにその人の生きている世界が浮かび上がってきた。その世界は、疲労の蓄積、経済的に不利な条件、支えてくれる人や相談する人の不在、などの孤独でゆとりのない世界であることが多かった。そのような状況に自分が置かれた時、自分も「虐待」をしてしまう可能性があるのではないか、と思うようになった。

◆収まらない怒りの体験

十数年前に、我が家で犬を飼い始めた時のことだ。仔犬はとても可愛《かわい》かった。だが、いつまでも経《た》っても、僕の指や手を噛《か》み続けた。ダメッときっぱり叱っても止まらなかった。どうしたらいいのだろう、と途方にくれた。何冊も「犬の飼い方」という本を買い、勉強して、躾《しつけ》ようとした。だけど、うまくいかなかった。どんな時でも体罰は厳禁だと「犬の飼い方」には書いてある。しかし、躾ようとしても、手を噛み続ける仔犬に、愛情だけでなく、ふと自分の中に怒りが湧き起こるのを感じた。その時、このなかなか収まらない怒りは虐待に通じている、と実感した。

「僕が何とか怒りを抑えられたのは何故だろう？」と考えてみた。おそらく、いつも仔犬と一緒にいるのではなく、昼間は仕事に出ていた。仔犬が噛むんだという愚痴を漏らす家族と友人もいた。そんなことがよかったんじゃないかと思う。特に、一番役立ったのは、何気ない友人の一言だった。「私も仔犬を飼ったことがある。指や手をよく噛んでいたけど、一歳になったら自然に止まったよ」と笑いながら助言してくれた。簡潔すぎて、半信半疑だったけど、一歳くらいになると本当にピタリと止まった。不思議だった。もちろん、犬を飼うことと子供を育てることは、次元が違う。ただ、子育ても、人との関わり合いの中でなされ、愚痴や助言がさりげなく交わされることが、何よりも大切と感じた。

確かに、虐待は絶対にいけないことだ。虐待された体験は心に傷を作り、いつも不安や恐怖を感じるばかりでなく、急に虐待された体験をありありと思い出しものすごく怖くなるという、フラッシュ・バックという体験に悩まされる。心の傷が癒えるには、安全で安心できる環境と長い時間が必要だ。

ただ、虐待は決して他人事ではない。「虐待」の可能性は、僕らの中にもあるという視点に立って、初めて「虐待」をされる人、する人への支援が血の通ったものになると、僕は考えている。

◆定型発達と発達障害は、連続したものである

発達障害も同様で、定型発達と発達障害とは連続したものではないかと思う。まず、僕の診察室を訪れる人のなかに、発達障害かどうかは明確には分からない、中間のグレーゾーンとでもいうべき人が増えてきた。確かに発達障害の特徴をいくらか持っているが、その程度が軽いのだ。あるいは発達障害の特徴があるのかどうか、はっきりしないという場合もある。又、発達障害の特徴を持ちながらも普通に社会に生きている人が、

実は大勢いるということに気付いた。いくら発達障害の特徴を持っているといっても、社会の中で、長年、普通に生きてきた人を発達障害と呼ぶのか、という素朴な疑問が僕にはある。

次章より発達障害について考えていくけれど、その出発点は、定型発達と発達障害は、川の左岸と右岸のようにくっきりと分かれてはおらず、境目はなく連続している、という考え方だ。普通に生きている人の中にも、その程度は別にして、発達障害の「種」あるいは「芽」、あるいは発達障害の傾向というものがあるのではないだろうか。

◆定型発達と発達障害は、異質なものである

だが、実はもう一つの、全く逆の視点も大切だと思っている。

これまで、定型発達と発達障害は連続しているものだと言ってきた。だけどそれと同時に、発達障害というものは、「異質」なものであるという発想も必要となる。発達障害を持つ人は、定型発達の人とは、異なった物の見方や考え方や振る舞い方をする人、即《すなわ》ち異なった文化を生きる人だと捉えることも必要だ。ここで急に文化と言ったけど、

文化というのは、「その社会固有の思考・行動・生活の様式（中村明『日本語　語感の辞典』岩波書店、二〇一〇）」のことだ。つまり、発達障害を持つ人は、「自分とは異なった思考・行動・生活の様式を持っている人である」と考えると、その異なった文化に敬意を払い、対等な一つの文化として理解しようとする姿勢が生まれてくる。例えば、西洋文化と日本文化というと、物の見方・考え方、振る舞い方が随分異なるが、どちらが良いということではない。ここではうつ病や統合失調症を例に、異質なものであるという理解について、次に考えてみよう。

◆「うつ病」で考えてみる

誰でも気分が落ち込むことがある。その落ち込みと、ゆううつな気分や意欲の低下を主症状とする重症のうつ病とは連続しているものだと思っていた。だから三十余年前、新人の精神科医の頃、「僕も気分が落ち込むことがあります。分かりますよ。それってとても苦しいものですよね」と患者さんの気持ちを理解したつもりで話したことがある。だけど、うつ病の患者さんは、それほど話に乗ってこなかった。不思議だなと思った。

その後、「うつ病の時のつらさとは、言葉でうまく表現できない苦しみであり、今まで経験したことのない苦しみである。そのような異質な苦しみであることを理解することが大切である」と先輩から教わった。確かにそうだった。うつ病の患者さんに、「あなたの、今、感じておられる苦しみは、言葉で表しようのない、とてもつらい苦しみ。僕が経験したことのない、とても苦しいものではないかと思うんですよね」と話すと、はじめて静かに首を縦に振る患者さんが多かった。

患者さんは「誰も経験したことのないような、とてもつらい苦しみ」と言われた時、少し気持ちが理解されたような気がする。健康と病気が連続していると思って、安易に、「分かる」などと言ってはならない。患者さんは、自分自身が体験していることは、単なる落ち込みとは、まったく異質なものであると感じていると、その時、実感した。

◆統合失調症で考えてみる

統合失調症というのは幻覚や妄想（自分が脅かされたり、馬鹿にされたりしているように感じる。実際にそのような声が聞こえてくる）が出てきて、周囲の人が自分を攻撃してくるように思えてくるという、ものすごく恐くなる病気だ。時に、人に危害を加える危険な病気だと誤解している人がいるが、それは大きな間違いだ。患者さんは、人から危害を加えられるという恐怖の中で怯《おび》えている。ピンとこないかもしれないが、これはとても大事なことだ。

統合失調症では、周囲の人が皆、自分の悪口を言っているというような被害妄想が現れやすい。だから、患者さんの気持ちを理解したつもりで、「周りの人があなたの悪口を言っているような気がするんですよね。それってとても恐いですね」と話したことがある。でも予想外の反応が返ってきた。患者さんは何度も、「気がするんじゃないんです。本当に悪口を言っているんです」と言う。彼らが体験しているものは、本当にありありとしていて、現実と区別がつかない。まさに「現実」の体験だ。「聞こえてきても、相手にせずに放っておこう」などとアドバイスしても、「無理やり聞かされるんです。だから逃げられないし、放っておけないんです」と答えが返ってくることが多い。単純に聞こえてくるのではなく、無理やり押し付けてくるように聞こえてくるようなのだ。

健康と病気は連続していると単純に考えていると、この強烈な異質性を見落としてしまうことになりやすい。それでは、統合失調症の患者さんが体験している圧倒的な恐怖というものを見落としてしまうことになる。例えば、町中の人が自分の悪口を言い、危害を加えてくる、というのは病気の症状としての妄想だ。だが妄想ではあるけれど、患者さんにとっては、決して妄想ではなく、圧倒的な力で迫ってくる実際の出来事だ。それは警察に駆けこみたい、そんな衝動にかられる強烈なものなのだ。

◆二人の女性の、異質な男性観

発達障害においても、これは確かに異質な文化だとはっきりと自覚したのは、二人の女性の理想の男性観を聞いてからだった。

Aさんは、いつもニコニコして外来にやってくる。自分の好きな男性のタイプは、「外見がかっこよくて、明るい人で、そのような人は内面もよい」と話す。彼女は外見と内面は一致すると信じており、外見が納得いかない人は、どんなに勧められても好きになれなかった。そして、「外見が良くてニコニコしていても、心の内でよくないことを考えている人はいるし、外見はムスッとしていても、優しい誠実な人もいるよ」と、僕が何度話しても、彼女は外見のカッコよい、にこやかな男性に惹《ひ》かれ、皆の反対にも拘《かか》わらず交際し、騙《だま》されてしまうのであった。「つらいけど、失敗から学ばないとね」と何度も慰めたが、彼女のその考えは一貫していて変わらなかった。

Bさんは、「理想の男性は、笑わない、無口で、神経質な男性」と話す。一般的に好まれる男性のタイプではないので、聞いた時「不思議だな」と思った。理由をたずねると、「いつも笑っている人は、自分を笑っているような気がする。よく話をする人は、時々何を話しているかよく分からなくなる。神経質な人は繰り返し手を洗ったりするので、きれい好きな気がする」という答えであった。なるほどと一応は納得したものの、その時は、今一つそのような男性の魅力が、僕にはピンとこなかった。

しかし、しばらくして分かったのだ。Aさんは繰り返し騙されてしまったが、Bさんは騙されなかった。というか「笑わない、無口で、神経質な男性」は、そもそも女性に声をかけるようなタイプではなく、人間関係にも慎重であり、Bさんの前には現れなかったのである。

このAさんとBさんの男性観は、多くの人の持つ平均的な理想の男性観から見れば、異質である。

Aさんは、人の内面、すなわち気持ちや考えを想像するのが苦手で、外見（オモテ）がそのまま内面（ウラ）を映し出していると考えていた。もちろんAさん自身も外面と内面が一致する人物であり、その素直さと正直さが魅力にもなっていた。Bさんは、人が恐く、自分に危害を加えてこない安心できる男性を求めていた。Bさんの「笑わない、無口で、神経質」という男性観は、そのような男性はBさんを馬鹿にせず、きちんと話ができ、信頼できるという考えに基づいており、それには、Bさんの、人に苦しめられたくないという願いもこめられていたのだろう。AさんとBさんの男性観は全く異なっているが、どちらも本人には「根拠のある信念」となっていた。これは、その人の持つ「固有の価値観」と言ってもよいと、僕は思う。

AさんとBさんの男性観、価値観は、平均的な男性観と比べると確かに異質だ。その価値観はもっと普遍的なものに変えるべきだと考える人もいるかもしれない。あるいは、思慮のない未熟な考えだと否定する人もいるかもしれない。だが、AさんとBさんの

「物の見方、考え方」を考えた時、その価値観はある種の必然的な結果であることが分かる。AさんもBさんも「人のオモテを信じ、人のウラを読まない」という見方、考え方をしていて、オモテもウラも同じ、純粋で正直な世界を生きている。これって、すごいことじゃないか。確かにこのような見方、考え方は、現代の社会の中で生きていくには不利かもしれない。だけど、僕たちはウラのない人に出会って、どれだけ救われ癒される思いをしていることだろうか。

遠藤周作は『沈黙』などの純文学を記す一方で、「おバカさん」(一九六二年)などの、人を素朴に信じることをテーマにした小説を書いた。「おバカさん」は、まさに一〇〇%人を好きになったり、信じたりするガストンという人物が主人公だった。裏切られても騙されても、人を信じようとする。そこに遠藤周作はイエス・キリストを重ねて見ていたんだと、僕は思う。僕も高校時代に読み、心を動かされた記憶がある。

生きていく力としては、オモテとウラのある不純なほうが強くたくましいけれど、純粋な人のほうが、人間としての質と格が上等ではないか、と僕は思う。精神の純度という意味でだ。発達障害を持つ人の生き方を見ていると、彼らはまさに純粋に生きていると思うことがしばしばある。僕から見たら、AさんもBさんも、ガストンの系譜のように見える。

少し脱線してしまった。いずれにしても、発達障害を持つ人は、異なった文化を持っていると考え、自分を異なった文化に身をおくようなつもりで考えた時、いくらか豊かな交流が持てるようになるのではないだろうか。

◆発達障害とは、連続したものであり、同時に異質なものでもある

最初に記した連続性と、次に記した異質性とは、正反対のもののように思える。だが、この二つは決して正反対のものではない。

光を例にとってみよう。光は、本来、連続したスペクトラムだけど、僕たちの目には、赤、青、黄などと異なった色として自覚される。赤と青は連続しているけれど、赤と青は異なった色として多くの人が知覚している。

民族を例にとって考えてみよう。民族とは、文化や出自を共有する集団で、それぞれの民族は独自の文化を持っている。それぞれの民族の育んだ文化は、当然、異質である。

しかし、シルクロードをイメージしてみるとよく分かる。人々は行き来し、文化は伝播《でんぱ》し共有され、相通ずるものが底に流れている。特に現代では、世界は国や文化を超え、グローバルな社会へと動いている。その中で民族の境界は不鮮明となり、文化も共有されるものになってきている。

発達障害を持つ人たちは、連続性と異質性という二つの視点から捉えた時、はじめて理解が可能なのではないかと思う。すなわち、自分の内にある発達障害に気づくことと、発達障害を持つ人の文化を、自文化と対等な異なった文化として敬意を持って理解しようとすることとの、両者が求められている。これが僕の出発点だ。

第一章

発達障害ってどんなもの？

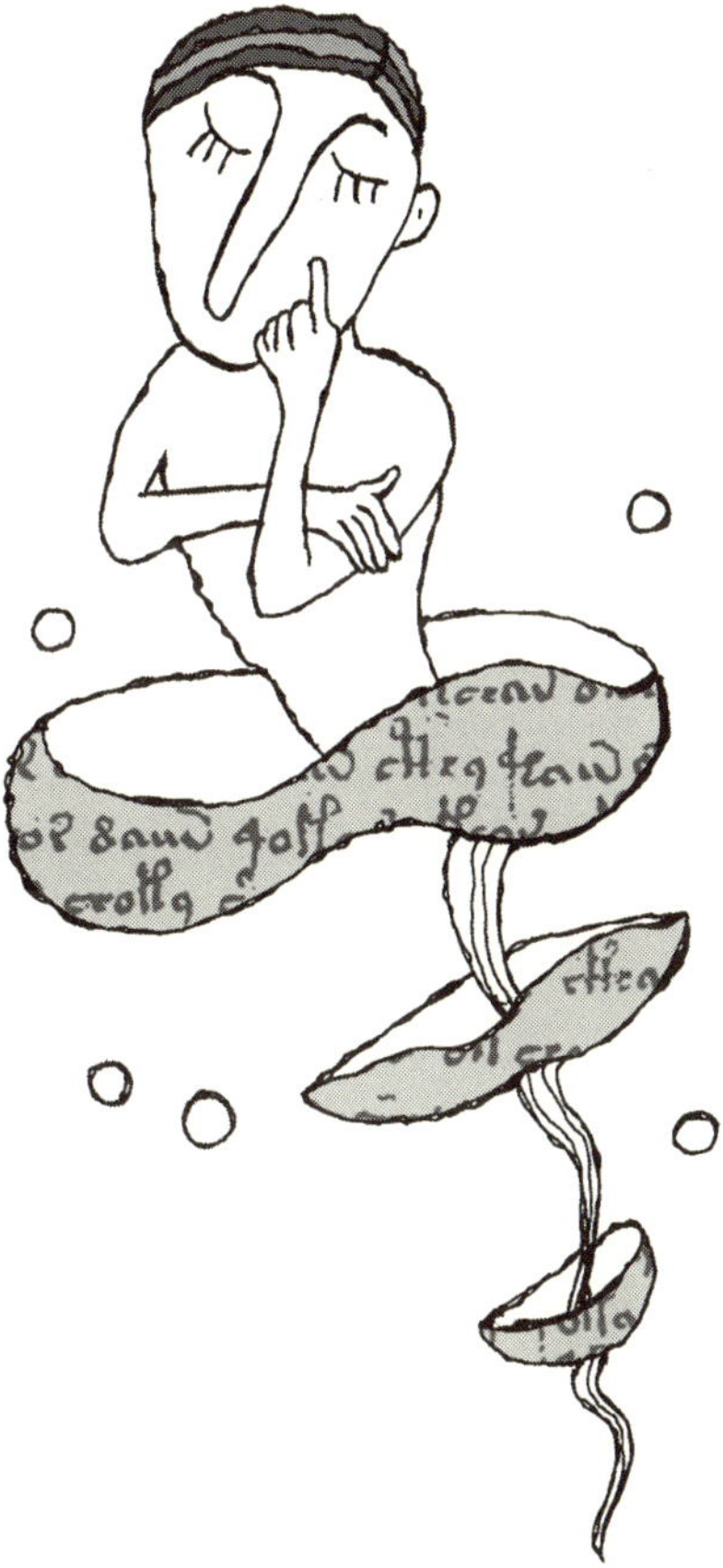

本章では、発達障害とは何か、ということを示したいと思う。最初に発達障害の中核的なものである自閉症を持つC君を紹介し、典型的な自閉症とはどのようなものか、具体的なイメージを伝えたい。それから、自閉症を含む広汎性発達障害について、一般的な特徴などを説明したい。

◆自閉症を持つC君

C君は一八歳、知的障害者の作業所に通所し始めたところである。作業所の日課は、「箱折」、「箸詰め」などと決まっている。彼は誰よりも真面目《まじめ》にコツコツとやる。だけど、作業所の予定が変更になったり、内容が変更になったりすると、昔のようなひどいパニックまでは起こさないまでも、行動が止まってしまったり、作業を放り出してしまう。そのため作業所スタッフがC君に、予定の変更などを早めに説明して心の準備ができるようにしたら、C君のパニックはずいぶん減ってきたということだった。C君は時にパニックを起こしても、作業所が大好きで、「作業所は楽しい」と言っている。

ところでC君は電車が好きで、電車で作業所に通っている。外に信号が見えるたびに、運転手さんの確認を真似《まね》て、大きな声で「信号、よーし」と繰り返す。そして、駅に着くたびに、「〇〇駅ですか？　〇〇駅ですか？」と繰り返し尋ねる。最初は、車掌さんも周囲の乗客も「〇〇駅だよ」と何度でも答えてくれていたけれど、「〇〇駅？」とあまりにも何度も繰り返し尋ねるため、車掌さんも周りの乗客もついに根負けしてしまい、この頃ではそっと見ているようになった。

家では、好きなアニメ番組を見たり、鉄道ファンのための車両の写真集を見たりして、穏やかで機嫌がいい。だけど、作業所で嫌なことがあった時は、家でも思い出すらしく、時々大声を出したりする。

母親によると、出産前後に特に異常はなかったらしい。だが、乳児の頃から、あやしても笑わなかったり、視線が合わない赤ん坊だったという。身体は健康で、運動の発達の遅れはなかったが、偏食がひどく、白米のご飯ばかりを食べ、おかずで食べられるものがほとんどなかった。身体に触れられるのを嫌がり、抱っこされるのは母親でも嫌がった。母親が一緒に遊ぼうとしても嫌がることが多く、母親がいなくなっても探したり後を追ったりすることはなく、親に甘えるような行動が全くなかった。

母親はC君の子育てにそれはもう大変に苦労し頑張った。だけど、何度教えてもそれがうまく伝わらず、パニックを起こすと、長い時間、大声で泣き続け、自分の頭を叩《たた》いたり、物を投げたりするので、毎日が大変で、ヘトヘトだった。それに、母親は自分が悪い訳ではないのに、いつも「私の愛情不足ではないか」と悩んでいた。本当に、母親の子育ての苦労は並大抵ではなかったと思う。

おもちゃの電車やミニカーが大好きで、暇さえあれば電車やミニカーを並べることに没頭していたが（これを、こだわり、興味の限局、という）、母親がそれに加わろうとすると泣いて怒る。母親には、電車やミニカーを並べることの、何がそんなに楽しいのか分からなかった。四歳からやっと言葉を発するようになり（言葉の遅れ）、幼稚園に入ったが、先生の指示を全く無視して好きな玩具で遊び、集団行動が全くとれない（社会性の障害）。運動会の日は、いつもと違う行事の日だということが理解できないので、いつもと違う雰囲気でパニックになり、大声で泣き叫ぶなど大変だった（変更の困難）。幼稚園では他の子供と遊ばないだけでなく、他の子に興味を示さなかった。他の子が一緒に遊ぼうとすると、突き飛ばすようなこともあったりして、幼稚園から勧められて児童相談所に行き、そこで知能検査や発達検査などを受け、「社会性の発達の遅れ、言葉の発達の遅れ、特定の物へのこだわりなどが認められ、知的障害を伴う自閉症と考えられます」と言われたという。母親は「子供をうまく育てられないのは自分の責任。私は母親失格だ」と思っていたが、「親が悪いのではない。自閉症という障害である」と説明され、いくらかほっとしたらしい。でも、自閉症という診断を、不意に言われたので、それをどのように理解したらよいのか分からず、混乱もしたようだった。少しでも社会性や言葉が発達するようにと、療育（発達障害を持つ子供が受ける特別な教育や援助）を受けることを勧められ、近くの療育センターにも通うようになった。

小学校に入学しても、集団行動がとれず、授業時間中でも席を立って外に出て、砂場で遊んだりしていた。漢字には興味を持ったようで気がつくとかなり覚えていたが、学校の勉強はほとんど分からずついていけないために、特別支援学級に入ることになった。時々、通常学級に戻って、一緒に活動する機会があったが、同年代の同級生の中には、ほとんど入ることはできなかった。時折、パニックを起こし、自分を叩くことは続いていたが、先生が一対一で粘り強く関わると、先生の話も理解し、ごく簡単な計算や読み書きができるようになった。そして、高学年になった頃から、母親にくっつき甘えるような行動も見られるようになった。その頃から、ほめてもらうために、頑張って片付けや掃除などもするようになった。真面目でコツコツと粘り強くやるようにもなり、みんなが感心していた。

しかし、同年輩との交流を持つことはなかなか難しく、中学校は特別支援学校に進学した。そこで、はじめて数人の同級生の輪の中に入ることになった。しかし、そこではC君は他の同級生に比べるとできることが多かったので、先生からはクラスの優等生として扱われるようになった。ただ独り言が多く、何度も先生に確認することは続いていた。又、頑固で自分の考えをなかなか曲げず、こだわりも強く、予定の変更などに混乱しやすかったが、何とか落ち着いて、学校生活を過ごせるようになった。特別支援学校の高等部を卒業する時に、仕事を探したが、なかなかC君に合ったものが見つからず、知的障害者の作業所に通うことになった。

このように書いても、C君を育てる親の苦労は充分には伝わらないかもしれない。しかし、C君のご両親の苦労は大変なものだった。C君もとても頑張ったけれど、ご両親も本当によく頑張られたと思う。

今でも、C君は何をするのにも時間がかかりゆっくりである。歯磨きでも、なかなか終えることができず、始めると長く続けてやっている。自分の好きな電車の本を見ていると、それに熱中していて、何度、声をかけても、気づかないし動かない。服も同じ服を着たがり、汚れているので洗おうとしても、それを着続けようとする。新しいものは、ほとんど気に入らず、古くなってボロボロになっても同じ服を着続ける。トイレ、ご飯、歯磨きと、何事も、C君が決めた順番で進まないといけなくて、納得するまでていねいにするので、毎日、遅刻しそうになる。それで、「早く、早く」と急《せ》かしたら、行動が止まってしまいやすい。こんなC君だから、苦手なところはたくさんあるけれど、真面目で頑張り屋であり、そして素直で優しいので、皆から愛されているのである。

◆広汎性発達障害とはなんだろうか？

思春期・青年期にはっきりしてくる広汎性発達障害について考える前に、まず乳幼児期にはっきりとした形を表しやすい、C君のような自閉症について整理しておこう。自閉症は、言葉の発達が遅れる、集団に入れない、落ち着きなく動きまわる、特定のものに固執するなど、乳幼児期に親や周囲の大人が心配になる行動が出現し、検診や相談機関で自閉症と診断されることが多い。だが、この本で主に記す、青年期・成人期に自閉症傾向が顕在化してくる場合は、概して、自閉症としては軽症であり、アスペルガー症候群や高機能自閉症などと診断されることが多く、これらは広く広汎性発達障害とか自閉症スペクトラム障害と呼ばれている（図A参照）。

かつては精神発達の障害と言えば、知的な発達の障害（知的障害）だけが知られていた。

自閉症という概念は、一九四三年にアメリカの精神科医、カナー（Kanner,L.）によって「情緒的接触の自閉的障害」を示す症例報告がなされ、一九四四年に「早期幼児自閉

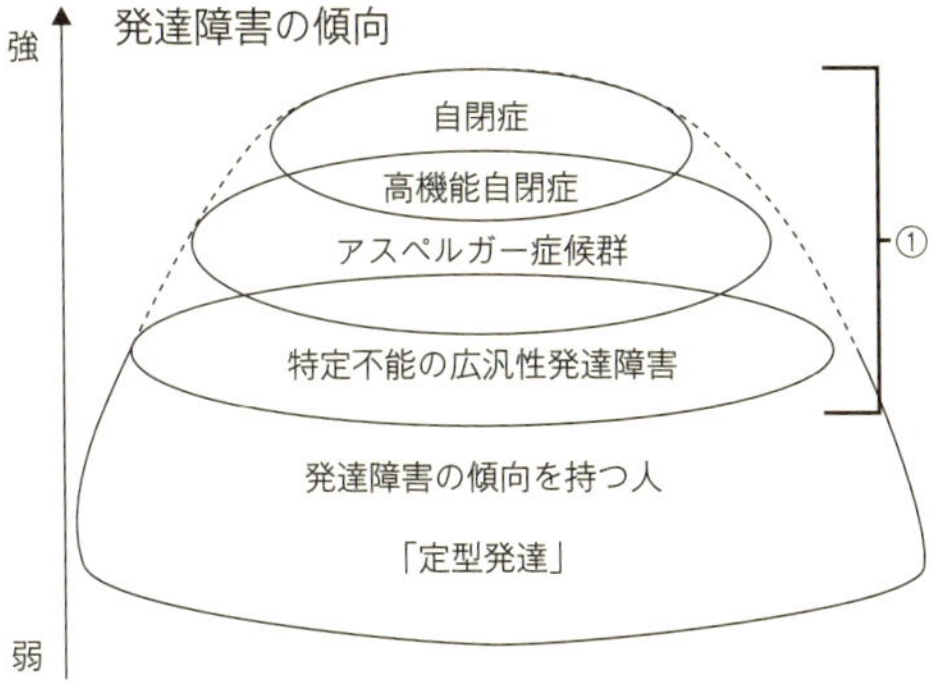

①広汎性発達障害 ≒ 自閉症スペクトラム障害

図A

症」と呼ばれたことから始まる。ほぼ同時期、一九四四年にオーストリアの医師、アスペルガー（Asperger,H.）は同様の症例を「自閉的精神病質」と名づけて報告した。カナーの報告したものは、現在の自閉症とほぼ同じものであり、アスペルガーの報告したものは、後述するが、近年、アスペルガー症候群と呼ばれている。

自閉症は、当初は両親の性格や養育などによる心因性疾患や子供の統合失調症などと考えられていたが、一九六〇年代後半のイギリスの精神科医、ラター（Rutter,M.）の研究によってその理解は大きく転換した。ラターは臨床観察と疫学調査から、自閉症の基本障害は言語／認知機能の障害（言語の発達、認識の発達の遅れ）であるとし、それ以後、何らかの生物学的要因（脳の軽微な障害、脳の働き方の障害）が密接に関係しているものと考えられるようになった。

一九八〇年頃より、言葉の発達の遅れは伴わず、そのため自閉症とは診断されないが、それ以外は自閉症と同じ特徴を持ち、学校や社会で困難を抱えているものが少なくないことが分かり、それらはイギリスの精神科医、ウィング（Wing,L.）によって、アスペルガーの記述によく当てはまるということで、アスペルガー症候群と呼ばれるようになった。

そのため、ただ自閉症と言うとその範囲がかなり狭いので、自閉症だけでなく、アスペルガー症候群や高機能自閉症（知的な障害を伴わない自閉症）など、自閉症傾向を認めるものを幅広く含んで総称する必要があり、広汎性発達障害（Pervasive Developmental Disorders, PDD）という概念が生まれ、よく使われるようになってきた。なお最近は広汎性発達障害という言葉の代わりに、自閉症スペクトラム障害（Autism Spectrum Disorders, ASD）と呼ばれることも増えている。

ここで一つ注意しておかなければならないことがある。自閉症という言葉は、周囲の大人から見ると子供が自分の世界に閉じこもっている（自閉）ように見えたため、名付けられた言葉だが、本人が周囲との関わりを拒否しているのではなく、人と関わるための基本的な能力の発達が遅れているために、「自閉」しているように見えるということである。だから、自らの意志で「自閉」していると理解するのは間違っている。第二章でもっと詳しく話すけど、これは大切なポイントだ。

◆どのくらいの頻度か？

自閉症の有病率は、一〇〇〇人に二〜三人程度で、男女比は、三〜四：一ではないかと考えられている。約七五％が知的障害を伴う。

又、軽症のものを含めた広汎性発達障害全体の有病率は一〇〇人に一人程度ではないかと考えられている。最近、広汎性発達障害の増加が言われているが、これは実際に増加しているのか、多くの人が広汎性発達障害の知識を持つようになったために認識されるようになったのか、まだはっきりとは分かっていない。広汎性発達障害を持つ人は、これまでは研究者や職人や農業・漁業などの仕事に従事するという形で生きていたが、今はサービス業など、人との関わりを強く求められる仕事に従事することになって、広汎性発達障害として破綻をきたすようになったということも、増加の一因ではないかと、僕は思っている。改めて第五章でもう少し詳しく話そう。

◆自閉症関連の用語

ここで図Aを参照しながら、自閉症関連の用語についていくらか説明しておきたい。

・広汎性発達障害と自閉症スペクトラム障害

自閉症とアスペルガー症候群の違いは言語発達の遅延の有無である。ただ、その区別は微妙であり、両者の境界線上に位置する例は少なくない。又、世界保健機関による国際疾病分類（ICD）やアメリカ精神医学会による精神疾患診断基準（DSM）などを用いて厳密に診断すると半分以上が、特定不能の広汎性発達障害に分類されてしまう。だが、どれも生活上の困難や必要な援助はほぼ同じである。そのため、個々に峻別《しゅんべつ》するより、これらを広汎性発達障害や自閉症スペクトラム障害という幅広い概念で理解すべきという考えが提唱されている。自閉症スペクトラム障害は、広汎性発達障害とほぼ同じと考えられる。

・高機能自閉症
知的障害を伴わない自閉症のことを言う。ここで言う高機能とは「知的障害がない」という意味である。次項のアスペルガー症候群との違いは言語発達に遅れがあることである。

・アスペルガー症候群
言語発達の遅れは認められないが、その他は自閉症と同様に、社会性の障害や、こだわり（興味の限局）などを認めるものである。言語発達に遅れがないので、知的障害はおおむね伴わない。

・高機能広汎性発達障害
知的障害を伴わない広汎性発達障害を高機能広汎性発達障害と総称する。高機能自閉症とアスペルガー症候群を区別せず、アスペルガー症候群という用語が、高機能自閉症も含んでいたり、高機能広汎性発達障害と同じ意味で使われることもある。

◆発達障害はなぜ起きるか？

自閉症が心因性疾患と考えられていた時代には、親の養育や性格が原因であると、親が非難されてとてもつらい思いをした。しかし、一九六〇年代後半になって、何らかの生物学的要因（生得的な要因、すなわち脳の軽微な障害、脳の働き方の障害）が原因と理解されるようになり、親が非難されることから解放されたという重い歴史がある。これは絶対に忘れてはいけない大切なポイントだ。ただ、生物学的要因については、どのような障害があるのか、脳のどの部分にどの程度の障害があるのかはさまざまな研究がなされている段階であり、今のところはっきりと分かっていない。

もう一つ、子供が育つ環境（環境要因）が、広汎性発達障害を持つ子供の成長・発達に影響を与えることも忘れてはいけない。安全で安心できる環境が大切なことは、子供すべてに言えることだ。特に広汎性発達障害を持つ子供の場合は、強い不安や緊張を抱きながら毎日を生きていることが多く、安全で安心できる環境がとても大切になってくる。また特に関係を築くことが苦手な子供なのだから、周囲の大人が粘り強く関係を築いていくことの意味は大きい。だから何らかの生物学的要因を持って生まれたとしても、環境を整えるということは、子供の成長・発達のためにとても大切になってくる。

◆どのような症状があるのか?

広汎性発達障害について、一般的に言われている特徴をまず押さえておこう。特徴を大きく三つに分けて、一つひとつを具体的に説明していくが、これが全て当てはまるということではないことに注意が必要である。

これについての僕の考えは、第二章、第三章、第四章に詳しく書いていくので、必ずそこも読んで欲しい。本章だけを読むと、自閉症について大きな誤解をしてしまう。

1　社会性の障害（対人関係の障害）

これは人と交わることや集団に入ることがうまくできないことをいう。

具体的に言うと、乳幼児期だと、親を求めない。人に興味がない。視線が合わない。あやしても笑わない。抱かれるのを嫌がる。母親がいなくても平気。親との愛着関係（親密な関係）ができない。ひとり遊びを好む。他の子と遊べない。他人の気持ちが理解できない。他人への配慮ができない。集団行動がとれない。などの行動となって現れるものをいう。

思春期、青年期だと、友達をうまく作れない。集団に入れず、孤立しやすい。人の気持ちや事情をうまく理解できず、マイペースに行動する。自分の関心のあることを一方的に話す。知らない人にもいきなり話しかける。場の空気が読めない。正直過ぎる。社会の暗黙のルールが分からない。深刻な場面でもふざけたりする、などの形となって現れるものをいう。

2　コミュニケーションの障害

これは言葉を中心としたコミュニケーションがうまくできないことをいう。

具体的に言うと、幼小児期だと、言葉が出るのが遅れたり、言葉の発達が遅れる。言葉が出てくるようになると、反響言語（相手が言った言葉や単語をオウム返しに繰り返す）、人称の逆転（私とあなたが逆転したりする）、疑問文による要求、抑揚に乏しい一本調子の話し方、方言が苦手で標準語しか話せない、などの特徴的な言語表現が現われてくる。名前を呼んでも振り向かないので聴覚障害を疑われることも多い。又、言語的伝達だけでなく、身振りや物まねなどの言葉以外の伝達も障害されている、などのことをいう。

思春期、青年期だと、言葉を字面通りに理解し、文脈の理解ができない。難解な言葉を用いる。比喩表現や言外の意味の理解が苦手。話すと話が詳しくて回りくどい、などが言われている。

3　こだわり（興味の限局）、想像力の障害

これは興味や考えが狭い範囲に偏り、新しいことや状況の変化に不安や恐怖を感じることをいう。

具体的に言うと、幼小児期だと、毎日の生活習慣が変わることに強く抵抗する。思った通りにならないと混乱してかんしゃくを起こす。ごっこ遊びをしない（ままごとができない）。クルクル回る物が好き。覚えたり集めたり並べたりするのが好き。興味があることにはとても詳しい。物事の細部や手順にこだわり、全体が理解できない。融通が全く利かない。気持ちの切り替えが苦手。失敗に弱い。ゲームに負けるとひどく怒る。何でも一番でないとダメ、などの特徴がある。

思春期、青年期だと、特定の自分の興味や趣味に没頭する。生活全てがワンパターンになりやすい。日常生活動作の手順を細かく決めている。真面目で規則を守り過ぎる。融通が利かず、予定や計画の変更に対応できない。新しいことや変化に臨機応変に対応できない。応用力がない。自分の主張を譲れない、などが特徴である。

4　その他の特徴

・感覚過敏：特定の感覚がひどく敏感であることが多い。音に過敏な場合が多く、例えば、工事現場は歩けないとか、車のクラクションの音でパニックになるなどがある。触覚が過敏な場合も多く、ベタベタしたものが手に付くのをひどく嫌ったり、洋服のタグを嫌って取ってしまうとか、耳垢《みみあか》の掃除をさせてくれない子も多い。採血は成人になってもさせてくれない人がいる。逆に痛みに無頓着な子もいる。味覚も敏感で、極端な偏食が少なくない。嗅覚も敏感で刺激臭などをひどく嫌う。

又、雑音などの目的以外の感覚刺激にも非常に弱い。一対一で話すと話が分かるが、集団に向かって話す形だと理解ができないことが多い。数人以上が集まって話す状況では、本人としては騒音の中にいるように感じ、話を理解できない。

・視覚優位：多くの広汎性発達障害では、聴覚よりも視覚での理解の方が得意である。話して聞かせてもなかなか理解しないのに、絵や記号、書いた文章で説明すると理解できることが多い。何かを教える時は、絵やマークや文字などの視覚的手段を用いるようにすると良い。

・パニック：広汎性発達障害では外界の認識が下手なため、些細《ささい》なことで混乱しやすい。

不安が起きても定型発達の子供なら母親から安心をもらうことができるが、広汎性発達障害を持つ子供は愛着関係が築きにくいので、心の拠《よ》り所がない。驚いたり不安になったり、自分の思い通りにいかない時に、泣き叫ぶ、暴れる、自分の髪を引っ張る、頭を壁に打ち付ける、自分の手を咬《か》む、人を咬むなどの衝動的な行動が見られる。これを広汎性発達障害のパニックと呼んでいる。

・「心の理論（theory of mind）」の発達の遅れ：「他者には他者の心があり、自分とは違う考えや信念を持っている」ということを理解する機能をいう。広汎性発達障害は「心の理論」の発達の遅れがあると言われている。

◆発達障害は治るのか？

「発達障害は治るのですか？」と尋ねられることがある。だが発達障害に「治る」という言葉はふさわしくないように思う。

第一に、「治る」というのは、主に病気に対して使う言葉である。この本を読んでもらったら分かると思うが、僕は発達障害を病気とは考えていない。人の一つの在り方、生き方に近いものと思っている。もちろん、発達障害を持つ人が、二次的に統合失調症などの精神障害を持つようになっている場合には、その二次的な精神障害については「治る」という言葉を使うし、「治ると思う」「治るように頑張りたい」と言うことが多い。

第二に、発達障害は発達が「障害」されている、即《すなわ》ち、発達しないものだと考えている人がいるが、これは誤っている。発達障害であろうとなかろうと、人は誰でも発達していく。そのスピードと道筋は人によって異なるが、発達障害を持つ人は、周囲の人や環境の応援を得て、その人なりのスピードと道筋をたどり発達していくのである。だから、発達障害は「治す」ものではなくて、その人なりのスピードと道筋で発達していくのを応援するものである、と考えるとよい。

第三に、発達する方向は、定型発達の人の方向に向かって、というものではない。人には多様な在り方、生き方があり、その人らしいゴールに向かって発達していくように、応援することが求められているのだと、僕は思っている。

◆注意欠如・多動性障害と学習障害

この本では広汎性発達障害を中心に書いているが、広汎性発達障害以外に、発達障害に含まれるものとして、次のようなものがある。

・注意欠如・多動性障害、(attention-deficit hyperactivity disorders、ADHD)

次のような症状が、幼児期・学童期に始まり(七歳以前)、持続性(六ヶ月以上の持続に、又、広汎性(複数の場面で観察されること)に認められるものを言う。

①多動性:落ち着きがない。例えば、椅子にじっと座っておれない、椅子に座っていたとしても絶えず身体をどこかを動かしている、などのことを言う。

②不注意:注意の集中が困難である。例えば、仕事でも勉強でも一つのことを続けてやることができない、外からの刺激に容易に注意がそらされる、などのことを言う。

③衝動性:例えば、順番を待つことができない、突き動かされるように行動する、などのことを言う。

学齢時では約三〜五％に認められ、男児に多い。原因としては、生物学的要因（46ページ）が大きいと考えられているが、環境要因も重要である。

早くて二、三歳頃から認められるが、明らかになるのは四、五歳から小学校の低学年である。児童期には多動が目立つが、思春期になると多動は軽減して衝動性が問題となりやすく、成人した後は、残った不注意が問題となりやすい。

対応としては、家庭や学校や職場での雑多な刺激を減らし、集中できる環境を整えることが大切である。物が少なく静かな環境になると、落ち着いて集中できる。また、持続できない、ボーっとしている、忘れ物が多いなどで、叱られたり、注意されたりすることが多いので、「自分はダメな人間である」と自己評価が下がりやすい。多動性や衝動性は、生産的な活動性にもつながる可能性を、刺激への反応しやすさは、好奇心や探究心にもつながる可能性を秘めており、一見マイナスに見えるものを如何にプラスにしていくかも大切となる。

・学習障害

国際疾病分類では、読字障害、書字障害、計算障害が学習障害とされる。それに対して、わが国の文部科学省（一九九九年）は、「基本的には全般的な知的発達に遅れはないが、聞く，話す，読む，書く，計算する又は推論する能力のうち特定のものの習得と使用に著しい困難を示す様々な状態」と、より広く定義している。いずれにしても単に学習成績が悪いということではなく、全体的な能力の高さに比べて、一部の能力が著しく遅れているというのが特徴である。男児に多く、学齢期の子どもの二～三％にみられる。

学習障害は、「苦手科目で、そのため勉強をする気がない」などと誤解され、勉強するようにと強いプレッシャーをかけられることがある。そのような場合には、まず本人の学習意欲や頑張りの問題ではなく、やろうと思ってもできないことを、親や教師などに伝える理解してもらう必要がある。その上で、書字障害であればワープロ、読字障害であれば読み取りやすい教材の工夫、計算障害であれば電卓の使用などを補助的に用いながら、学習を進めていく必要がある。又、個別、一対一で教えることにより、学習が少しでも伸びていくように援助することも訳に立つ。

注意欠如・多動性障害も学習障害も、いずれも広汎性発達障害を合併しやすいことが言われている。そのため、この本で記している見方や考え方が役に立つことが多いと思う。

第二章

社会性の障害とは何だろうか？

――広汎性発達障害の特徴①

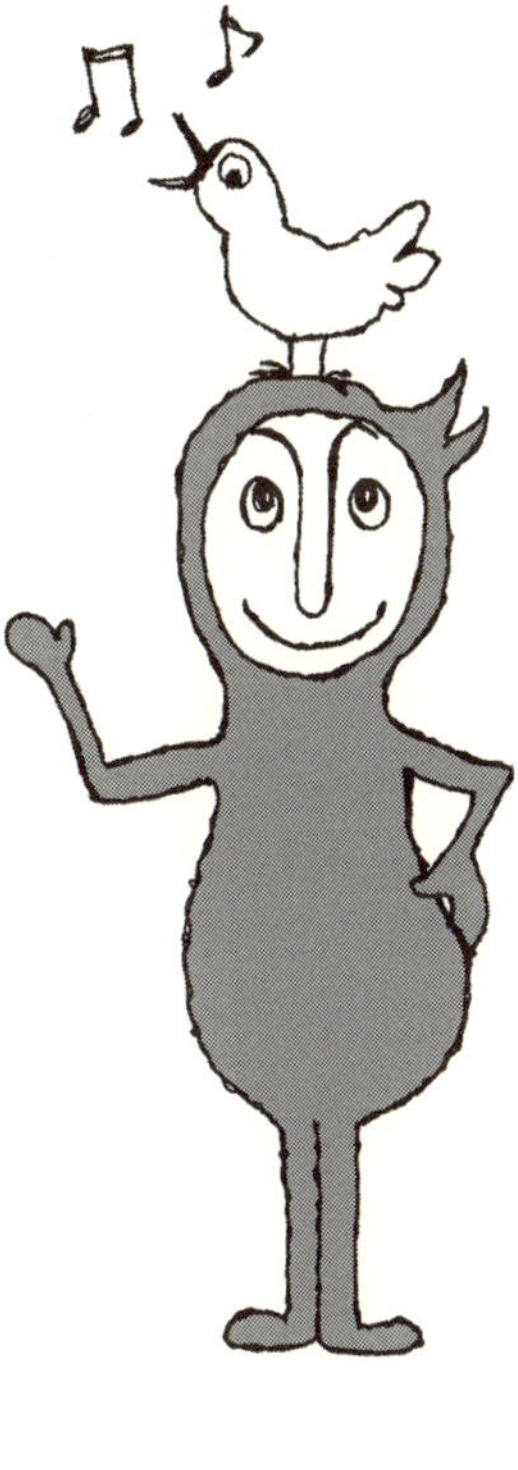

本章から第四章までは、第一章で紹介した広汎性発達障害の主たる三つの特徴を、僕なりに掘り下げて考えてみたいと思う。まず社会性の障害だ。

本章で述べる社会性とは、相手の気持ちや考えを理解し、自分の気持ちや考えを伝えるという、気持ちや考えのやりとりを通して、友達になる、皆の中に入る、ということである。広汎性発達障害を持つ人は、この気持ちや考えのやりとりが苦手であるという。これはどういうことだろうか。

◆窓から飛び下りようとする男子高校生

高校二年の男子が、教室の窓から何回か飛び降りようとしたということで、紹介されてやってきた。しかし、彼は飛び降りようとしたということは覚えていなかった。それだけではなく、家庭でも些細《ささい》なことで荒れ、自分を責めるということを繰り返していた。すでに知能検査が実施され、それまでの発達歴などと合わせて、アスペルガー症候群という診断が本人にも家族にも伝えられていた。彼は、目で見て理解することは得意だが、耳で聞いて理解することは困難であり、また興味を感じるポイントも、同級生とはズレている、ということであった。

何度か窓から飛び降りようとする彼に、学校側は、「安全が守れないので、登校は許可できない」と伝えていた。しかし彼は、「友達に会いたいので、絶対に学校に行きたい。僕は大丈夫です」と主張した。相談された僕も、どうしたらいいかと判断に迷った。彼は学校に行って友達に会いたいと思っていた。しかし一方、友達の中にうまく入れず、孤立感を抱き悩んでもいた。安易に登校を許可すれば、学校の先生方も彼の安全を確保するという点から、どのように対応したらよいか分からず困るだろう。しかし、登校を禁止すれば、友達の中に入りたいと考えている彼はますます混乱し、自傷行為や親への攻撃などが激しくなるように思った。もちろん、通院もしないだろう。

僕は迷った末、彼と学校に行くことについて、きちんと話し合いをしようと思った。そして彼を一人前に判断し行動できる人間として捉え、できるならば約束を交わしたいと考えた。

「君が今、学校の人間関係などで、苦しんでいるということはよく分かった。とてもつらいと思う。だけど、窓から飛び降りようとした君が、今、学校に行ったら、学校の先生もとても心配だと思う。学校の先生は君の安全をどのように護ればいいか悩んでいる。学校の先生には君の安全を護る、という責任があるからね」と話した。その上で、一枚の紙を取り出し、彼の前で、「君が学校に行くにはいくつかの約束を守れないと難しい」と話した。

そして次のようなことを声に出して彼に伝え、一つひとつ「できるだろうか」と確認しながら、紙に書いていった。

「①学校の窓一メートル以内に近寄らない。②自分がイライラしたり、何かしそうになったら、保健室で休む。③それでも落ち着かない時には、親に迎えに来てもらい家に帰る。④自分の命と身体を護れるようになることが目標である」と記し、「これを君が守らないと学校には行けない。これが君と僕との約束。絶対に守れるだろうか?」と話した。

彼は、少し考えているようであったが、「約束を守ります」と答えたのであった。そこで彼に署名してもらい、僕も署名して、「この紙を学校の先生に見せて、今日の診察の話を説明してください。そして学校の先生に判断してもらおう。君がこの約束を守ることを、落ち着いてきちんと話せたら、先生も許可してくれる可能性が高いのではないかと思う」と話した。その結果、学校から登校の許可を得ることができたのである。それ以後、窓から飛び降りようとすることは、全くなくなった。

だが、その後も彼の苦しみは続いた。些細なことで「皆に嫌われている」「皆が自分の悪口を言っている」「仲間はずれにされている」と感じ、保健室に行ったり、学校を休んだりすることが続いた。彼の「同級生に嫌われている」という思い込みはとても強かった。同時に、彼自身が「誰も近寄るな」というような雰囲気を発していたので、同級生たちも近づけなかったようでもあった。半分は彼の思い込み、半分は現実と言ったらよいのだろうか（第三章の僕のイギリス体験とよく似ている）。

彼の行動はとても危なっかしい。「つらい」とは言え、結果的にはその行動が極端である。周囲の人たちは親も教師も、さぞハラハラしたことであろう。彼はいつも友達を求め、仲間に入りたいと思い、同級生に認められたいとも思っていた。彼は切実に友人を求め、そして友達の中に入れないことに悩んでいたのだ。一人でいるのが、とても淋《さび》しいと感じていた。それが、結果としては、記憶にないとはいえ、窓から飛び降りようとする行動になったと、僕は想像した。社会性や対人関係の障害などと言うが、友人と親しくなりたいという気持ちが強くあるからこそ、悩み苦しんだのである。彼自身には、どうしたら友達になれるのか、友達の作り方が分からない。だから、悩み苦しんだのである。

その頃、同級生に誘われて、初めて街に遊びに行ったりすることもあった。その後、初めて一緒にハンバーガーを食べたことを嬉《うれ》しそうに話していた。友達と話せたことを喜んでいる彼をみていると、彼が求めていたのは「友達」であり、「友達と心が通いあっている感じ」だと思った。

実際、友達との交流が少しずつ始まるとともに、彼の行動は穏やかになっていったのだ。

このケースで大切なことを確認しておこう。

彼が、友達を作りたいけどうまく作れず、皆の中で孤立して疎外感を強く感じていた。これこそが社会性の障害の中身であり苦しみだ。このような苦しみの蓄積が、彼を衝動的な行動に向かわせたのだ。又、社会性の障害を社会常識のなさと理解する人がいるが、彼は他の誰よりも社会規範を守る人間であった（第4章の規範の項を参照）。それが「真面目で硬い人物」と同級生に映り、声をかけづらくさせてもいた。

誤解がないように付け加えておきたい。

広汎性発達障害を持つ人はこのような衝動的、攻撃的な行動をとりやすい、という考えは誤っている。多くの人は、衝動的でも、攻撃的でもない。自分を傷つけたり、人に暴力を振るったりすることが稀《まれ》にあるが、それはぎりぎりに追いつめられ、極度に孤立した時に起こるものだと思う。人との繋《つな》がりを失い孤立した時、人は、発達障害であろうとなかろうと、誰でもブレーキが効かなくなりやすい。だからこそ、孤立しないように、応援することがとても大切になる。

◆発達障害を持つ人は、人を求めている

時に、「広汎性発達障害の人は、一人が好きで孤独を好む。孤独でも平気だ」などと書いてある書物を目にすることがある。確かに実際、「一人がいいです」ときっぱりと言う人に出会うこともある。だが、本当にそうなのだろうか？

ある中学生の女子は、学校に行かなくなり、「私は一人がいいです」ときっぱりと話していた。だが、「どんなテレビ番組が好き？」と尋ねると、熱血の先生のもとにクラスの皆が仲良くなっていく「学園ドラマ」と答えたのだ。「一人でいるのが好きなのに、皆と何かをする学園ドラマが好き？」と、不思議に思った。だが、学園ドラマの説明を聞いているうちに、彼女は、うまく言葉では言えないけれど、友達の中に入りたいという気持ちを持っていることが、僕に伝わってきた。

又、友達ができず、一人でずっと同じ曲を繰り返し聞いている高校生の女子に会った時のことだ。最初は、一つの曲に、「こだわりを持っているのかな」と思ったりした。だが、進級した頃から、しだいに表情は明るくなっていった。そして「友達と一緒に電

車で帰る時が楽しい。イヤホーンの一方を友達の耳に、もう一方を私の耳にさして、好きな曲を聞いている時が一番楽しいんです」と、笑顔で答えたのだ。そして、いつのまにか、たくさんのバンドのいろいろな曲を聞くようにもなっていて、本当に驚いた。彼女も、一人でいるのが淋しくて、友達を求めていた。そして友達ができた時、一緒に楽しんで聞く曲が増え、彼女の世界は広がっていったのだ。

確かに、一人でいると静かな気持ちとなり頭も落ち着いてくる、という時はある。そのような「一人の時間と場所」はとても大切なものだ。だが、それは「いつも一人でいるのが好き」ということではない。多くの場合は、友達とうまく話せない、友達の中にうまく入っていけない、友達の中で孤独にいるよりも一人でいる方が気持ちが楽である、というような理由で「一人がいい」のである。多くの人が、友達が欲しい、誰かと話したい、一緒に遊びたい、と願っている。どれだけ明確に自覚しているかは別にして、心の中で、皆、そう願っていると感じている。

もし友達の誰かが、近寄りがたい、拒絶的な雰囲気をかもし出していたとしても、実は心の中にそのような気持ちが動いている、そう思って思いきって声をかけて欲しい。挨拶や短く声をかけるだけでいい。あまり反応はないかもしれないが、しつこくなく、あっさりと声をかけて欲しいと思う。

◆人との距離のとり方が難しい

ある中学生の男子は、新学年になると、友達を作ろうと思って、勇気を出して話しかけるのであった。そうすると、友達ができて話しかけてくるようになるのだけど、その時、どのように返事したらよいか分からなくて、黙ってしまう。結局、友達が離れて行ってしまったり、自分の方から友達を避けたり、そんなことを繰り返している。母親にも「友達にどう返事したらいいのか分からない。お母さんどうしたらいいの？」と何度も繰り返し尋ねていた。彼は、友達を作りたいけど、どのように話したらいいか、分からなかったのだ。

ある高校生の男子は、何気ない一言が皆を驚かせて、結果として一人の同級生の女子を傷つけてしまった。何とか関係を修復しようと、「僕があなたを傷つけてしまった。

申し訳ない。許して欲しい」と何度も電話をかけ、「もう、電話をかけてこないで」と彼女に言われても、電話をやめることができなかった。それで最後には着信拒否になってしまった。それでも、「彼女はまだ許してくれていないと思います。どうしたらいいでしょうか」と彼は悩んでいた。「君、それって、一歩間違えると、ストーカーという犯罪行為だよ」と僕が言っても、納得しない。そこで、「友達に相談して、意見を聞いてごらん」と助言してみた。彼に相談された友達は、「そんなことをやっていたら、性格の悪い人だと思われるから、やめろよ」と言ったそうだ。それで彼は、すんなり電話をやめることができた。僕と友達ではその内容に大きな違いはなかったけれど、僕の助言では納得できず、友達の助言では納得がいった。友達の存在や一言は本当に大きい。

ある女性は、友達と親しくなりかけると、①自分の深刻な悩みを友達に相談する。②友達がよい助言を思いつかず黙ってしまうと、「私の気持ちを分かって欲しい」と悩みを話し続ける。③友達は次第に女性のことが重荷になり、やがてその女性に会うのを避けるようになる。④そのため友達を信じることができなくなる、ということを繰り返していた。その女性は、「友達が冷たい人間だと分かりました。もう誰も信用できません」と暗い顔で漏らすのだが、また親しくなりかけると一気に友達に近寄る。深刻な悩みの答えを早急に求め過ぎていたのであった。友達と親しくなるのに、時間をかける。それだけでなく、あまりに深刻な悩みを初対面に近い人に話さない、ということも大切だ。

このように、友達との距離のとり方で苦しんでいる人が実に多い。だが、彼らはいつも失敗している訳ではない。

ある女性が、「価値観の同じ友達が見つかり二人で話していると、心が通じ合っていると感じる」と嬉しそうに話したのが忘れられない。心が通い合うことを切に求めており、そしてそのことをとても大切にする信義に厚い人でもある。広くたくさんの人とではないが、気の合う少数の人との「心が通い合う体験」を大切にし、長い付き合いを楽しんでいる人もたくさんいる。

◆オモテ・ウラのない性格

人間には、表と裏、内と外、建前と本音というような、両面性があるものだと思われている。あまりにも表と裏が異なる人は、信頼できないなどと言われたりもするが、逆に表と裏がまったくないような人もいる。精神疾患で言えば、統合失調症を持つ人には、オモテ（表）とウラ（裏）がないことを、土居健郎《たけお》が指摘（土居、一九七六）しているが、確かに彼らは、裏（ウラ）、すなわち秘密や隠し事を持つのが極めて苦手である。同様に広汎性発達障害を持つ人も、裏表がない人が少なくない。極めて正直で素直で、ウソをつくのが下手で、人を騙《だま》せない人が多い。

ある大学生は、就職の面接を何回受けてもうまく行かず、就職が決まらないで落ち込んでいた。不思議に思って、面接でのやりとりを思い出して話してもらった。面接で担当者から「人間関係は得意ですか？」と尋ねられると、「友達作りが苦手で、いつも一人になってしまうのです」と、その大学生は答えていたのであった。僕が「でも、あなたには、数は多くないかもしれないけれど、いい友達がいるでしょう？」と言うと、大学生は「一度、仲良くなればいいのだけれど、でも友達を作るのはやはり苦手です」と答えたのだ。僕は、「面接というのは、自分の長所をアピールすることが大切なんだ。短所はあまり正直に話さなくてもいいと思うよ」ということを繰り返し話した。そして、

「仲の良い友達がいて、その人間関係をとても大切にしている」と話したらどうか、と助言した。

正直に話しすぎて、面接試験に失敗する人に何人も出会った。ある高校生は大学受験の面接で、この大学を志望した理由をたずねられ、「スベリ止めです」と答えて、不合格になってしまった。場面は違うが、真面目《まじめ》に働きすぎてくたびれ果てて、アルバイトを一日休もうとした人が、アルバイト先から休む理由を尋ねられて「くたびれました」と答え、クビになったこともある。そういう時は、普通は「風邪をひきました」と言うんだよ、とアドバイスした。「くたびれました」と言うと「頑張りすぎて、疲れ果てた。一日、ゆっくり休んだら、また頑張れる」という君の気持ちは伝わらず、「やる気がない」「体力がない」などと君が誤解されてしまう。こんな時には、普通は「風邪をひきました。今日は休ませてください」と言うんだ。誰でも風邪をひくことはあるし、その時は休んで風邪を治すことが大切だからね、と話した。もちろん人を傷つけたり陥れたりするようなウソをついてはいけない。だが、自分を護るために人を傷つけないウソをつくのは大切だ。自分を護れるように、面接や質問の答え方を、信頼できる人と一緒に考えることはとても大切なことだ。

◆「自閉」的な人が、集団の「自閉」を解きほぐす

一時期、僕はバスで通勤していたことがあった。バスには途中から、特別支援学校の中等部と高等部に在籍する学生達が乗ってきていた。彼らは知的障害だけでなく、多くが自閉傾向も合わせ持っていた。彼らは、バスに乗っている乗客みんなに、「お早うございます」と声をかけていた。すると、乗客に微妙な反応が現れた。もちろん、僕も含めてのことだった。「親しくもない私たちに、こんなに声をかけてくるのは変だよ。やめて欲しい」というような否定的な雰囲気が漂い、彼らの声に、最初は返事が全くなかった。それでも、毎日、彼らは明るい顔で挨拶をしてきたのである。

そんなある日、ある乗客が思いがけず「お早う」と声を返した。それからだ。バスの中に張り詰めていた緊張感がふっと緩み、それぞれの乗客がそれぞれなりの返事を返すようになったのだ。時には「寒いから、気をつけてね」などと身体を労《ねぎら》う声も添えられるようになった。バスの中の雰囲気が変わり、凍りついたようなトゲトゲしい緊張感が

和らいだ。

　僕は自閉症の「自閉」という言葉に、常々疑問を持っていた。例えば、このバスの出来事のように、人見知りせず、誰に対しても行われる挨拶に対して、返事を返さず黙っているほうが「自閉的」というのではないだろうか。逆に自閉傾向を持つ可能性の高い彼らの、人見知りしない挨拶のほうが、「開放的」だったのではないだろうか。自閉傾向を持つ彼らの挨拶が、乗客の閉鎖性を切り開く役割を果たした。それは人々の心を開かせ、ポツンポツンとバラバラにいた人と人を繋いで、ひと時の共同体を作ったと、僕は感じた。

　人に対して内面を隠すという「自閉」は定型発達と呼ばれる人の中にあるものであり、逆に広汎性発達障害で「自閉」を持つと言われる人の中にこそ、内面を隠さず人と繋がり情報を伝達する可能性があると、僕には思えてならない。

第三章

コミュニケーションの障害とは何だろうか？

——広汎性発達障害の特徴②

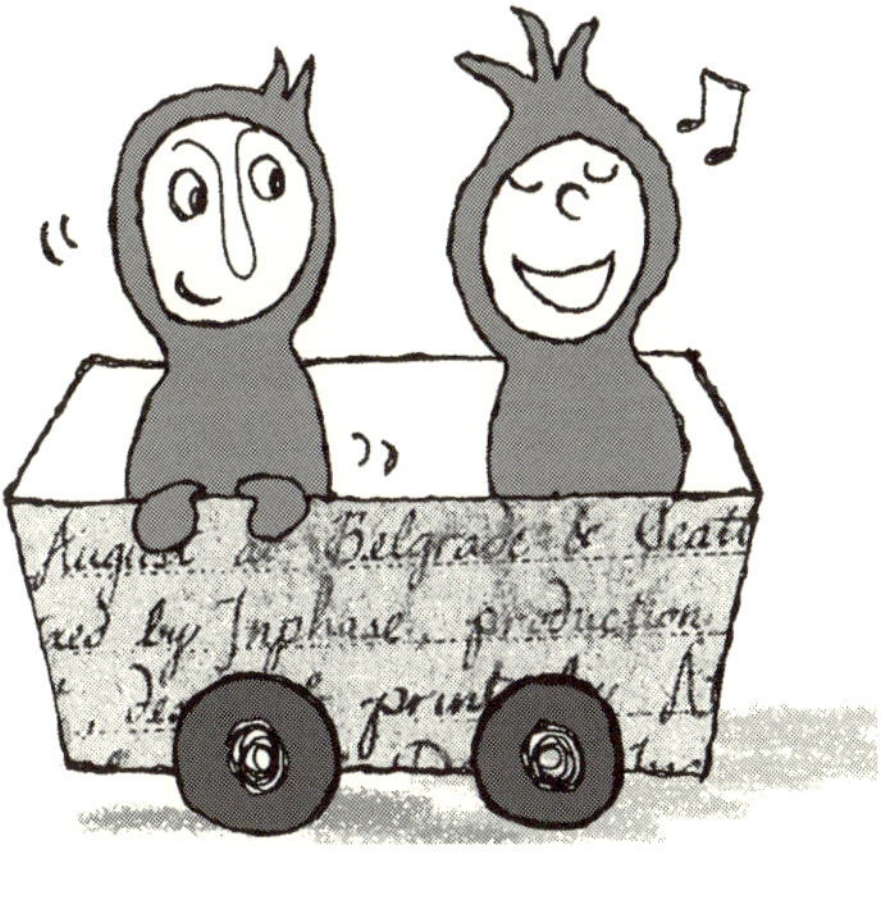

◆言葉は大切なツールである

年齢によっては言葉が必ずしも獲得されていない場合もあり、また時には言葉以外の非言語的なやりとりの重要性が大きい場合もあるが、それでもやはり言葉を用いての相互交流は最優先の一つである。言葉や言葉でのやりとりを育むことは、子供の成長にとってとても重要だ。

ここである幼い子供の話をしよう。その幼児は、言葉の遅れを持ち、時に突発的な乱暴をしたりしていた。母親が大好きだったが、その気持ちをうまく表現できず、自分の中で気持ちがかみ合っていないようであった。三歳を過ぎた頃だろうか。その子が「おかあさーん」と言えるようになった。その頃から、氷が解けるように、その子は穏やかになり、母親に甘えるようになった。「おかあさーん」と言う言葉が甘え・甘えられるという関係を、具体的で確かなものにした。もちろん下地として母親が子供に愛情を注いでいたということと、子供が母親を求めていたということがあったが、それだけでなく、言葉が母子の関係をより一層親密なものとする、大切なツールであることを実感した。親密さが言葉を育み、言葉が親密さを育む、という良循環ができることがある。

特別支援学校小学部三年生のD君は自閉症を持ち、注意が持続できず、落ち着きがなく、些細《ささい》なことで、パニックとなり荒れた。言葉はほとんど出ず、自分の要求に周りが気付かないと怒りを爆発させた。音にも敏感であった。人を見ても視線が定まらず、人も物も区別がついていないようであった。興奮した時に、抱っこすると足をバタバタさせて余計に暴れた。リハビリテーションとして言語療法を始めた時も、なかなか課題に注意が集中せず、すぐに椅子から立ち上がった。そのようなD君の注意をひきつけ、ひらがなを、一字一字を読むことから言語療法は始まった。

周囲からの刺激を減らし、D君の興味あるもので注意を引き付け、できたことをきちんと褒めた。言語療法は楽しい遊びでもあり、時にはきっぱりとした注意の中でルールを学ぶことでもあった。しばらくは言語療法室でも、壁に頭をゴンゴンぶつけるという自傷をしたり、時には振り払うような動作で治療者を叩《たた》くということも続いていた。だが、言語療法は、ゆっくりと着実に進み、単語の名詞、動詞の獲得から「おなか、すいた」とか「アイス、たべる」とかいう二語文を話せるようになった。二年近くの時間を要した。その結果D君は、自分の言葉で基本的な要求ができるようになり、パニックや自傷はほとんど出なくなった。これは言語の発達を促すという意味で言語療法としての優れた結果をもたらした。だが、それだけでなく、D君の感情や対人関係を安定させるという、質の高い心理療法にもなった。

本来、言葉は母親やその他の身近な大人との密接な関わりの中で発達していく。例えば子供が転んだ時に、母親が「痛かったね。大丈夫?」とか「痛いの、痛いの、飛んでいけー」というような言葉をかけることで、子供のぼんやりとした身体感覚が、「痛い」という言葉に結びついていく。もやもやとした感覚に、言葉を対応させることによって、感覚が明確な形をもったものになる。感情も思考も、言葉を与えられることによって、より明瞭なものへと分化していく。人間関係を繋《つな》ぐものとして、思考や感情や感覚に形を与えるものとして、言葉は本当に大切なツールだと思う。

◆字義通りとは何か

僕が挨拶のように、「調子はどうですか?」「具合はどう?」「変わりはない?」などと尋ねても、黙ったまま、全く返事が返ってこない人がいる。広辞苑によると、「調子」とは「物事の動きのほどあい」、「具合」とは「物事のしくみやはたらきの状態」ということであるが、厳密に考えると実に具体性のない曖昧な言葉だ。

　僕は、発達障害を持つ人に前回に会った時からその日の診察までに、苦しさやしんどさが「同じくらいか」、「前よりしんどくなっているか」、「前より少し軽くなっているか」というような、おおまかな変化を聞きたいと思っている。でも、聞かれた当人は、「調子」や「具合」は、身体の状態なのか、心の状態なのか、それ以外の状態なのか、何時《いつ》のことなのか、などと考えが進み、何を尋ねられているのかが分からなくなってしまう。その結果、黙りこんでしまうのだ。時に、それを話すことを拒否していると、誤解されてしまうことがある。無表情で無言であると、一見拒否しているかのような印象を与えてしまう。だが、無表情は初対面の人や初めての場面に対する緊張を反映していることが多く、無言は正確に意味を理解できない質問に対する、彼のまっとうな反応であることが多い。

　これは、彼の「調子」や「具合」という言葉の意味と、僕の「調子」や「具合」という言葉の意味とが、異なっている時に起こる問題である。彼の言葉の意味は、具体的で一義的であるのに対し、僕の言葉は曖昧で多義的なのである。二人の持っている日本語の辞書が異なっていると言ってもいい。人によって持っている辞書が異なるということに気づくことが大切なのである。

◆同級生の会話や冗談が分からずに苦しんだ高校生

高校一年生のE君が、「頭が痛くて、学校に行けない」ということで相談にやってきた。彼は高校の制服を、ボタンを一番上まできちんと留めて着ていて、背筋をピンと伸ばして椅子に座っていた。言葉遣いも礼儀正しく、「今どき、珍しい純朴な高校生だな」と思った。頭痛は朝起きた時から始まり、特に学校に行く直前が激しい。内科で診てもらい、脳外科で頭部を詳しく調べてもらったが「心配ない。大丈夫」と言われたと言う。「痛くない時は？」と僕が尋ねると、「電車の中にいる時」という答えが返ってきた。「電車の中？　そうか、友達と一緒にいる時には、痛みが楽になるんだね」と、僕は早合点した。

ところが、E君は「僕は一人で乗っています。友達は違う車両」と言う。「意地悪な同級生とか、嫌な同級生が乗っているのかな？」と尋ねたが、E君は「いません。僕は、電車はいつも先頭の車両に乗っているんです。子供の時から町に行く時は、父さんと一緒に一番前の車両に乗って、電車の前の景色を見ていたんです。だから、電車は先頭の車両と決めているんです」と言う。一番先頭で、目の前に広がる景色を楽しんでいたのである。確かにE君の楽しみは分かる。僕も、電車の先頭に立って、運転手さんの後ろから景色を見ていると、自分が運転しているような気持ちになってワクワクする。それと似た感じかな？　と思った。

でも、それでは他の車両に乗っている同級生と仲良くなるチャンスがない。多くの高校生が同級生と一緒にいることを好むが、E君は自分の馴染《なじ》んだ場所の方を好んでいる。好みのポイントが少し異なるのだ。その他にも、E君と他の同級生とは、楽しみや感じ方のポイントが違うところがある。それで、E君も困っていたんじゃないかと思った。「休み時間に友達と何人かで話している時、同級生の話が分かりにくいことはない？」という僕の質問に、E君が頷《うなず》いたので、「どのくらい分かる？」と尋ねてみたところ、

「同級生の話は、半分くらい分かる」という答だった。「休み時間や授業でも皆が冗談なんかで、笑うことがあるでしょう。その時、何で笑っているのか、分からない時はない？」とさらに尋ねると、E君は「冗談は、半分くらい分からない」と答えたのであった。しかし、E君の不安そうな表情から、実際には会話や冗談のかなりの部分が分からず、困っているではないかと、僕は想像した。

E君は、同級生や先生のよく分からない会話や冗談に合わせるように、頷いたり、笑ったりしていたが、時にタイミングがズレたりして、合わせるのに緊張するようになっていた。よく分かっていないということが同級生に分かってしまいそうで不安になり、クラスの中にいても疎外感と孤独感を強く感じるようになったようだ。最近は、教室に入った時に、友達みんなが自分の方を見て、「よく分かっていない」と笑っているように感じるようにもなったらしい。それで、教室の中に入るのが、とても恐くなり、頭痛が起きたのではないかと考えた。

E君と父親には、「学校にいることが、今はとても苦しい状態。それが頭の痛みになって現れていると思います。決して我がままでも、やる気のなさでもありません。学校の先生にも協力をお願いしましょう」と話した。その時、父親とE君がほっとした表情になったのが忘れられない。その後、担任教師に「E君が教室の中の、何気ない会話や冗談が分からずとても苦しんでいます。それが頭痛や学校に行きにくい原因となっているると考えられるので、応援をお願いします」と伝えた。担任教師は学校の様子などからも思い当たることが多かったらしく、すぐに対応してくださった。授業も板書やプリントを多くし、放課後には、E君と話す時間をとってくれるようになった。又、同級生の会話や冗談をE君に説明するように、友達の一人に頼んでくれた。E君は自分の苦しみが担任に理解されたこと、そして同級生の会話や冗談を「今さっきは、こんなことを話していたんだよ」「今は、こんなことで、笑ったんだよ」と友達に説明してもらうことにより、ずいぶんと楽になった。その後、頭痛は消失し、普通に学校に行けるようになった。

E君のように、周囲の人の話していることが分からないということは、とても辛《つら》いことだ。みんなの中にいる時、不安や緊張が強くなり、同時に強い孤独を感じるようになる。コミュニケーションを障害されるということは、人の中にいて、孤立し孤独になることなのだ。だからこそ、とても辛い。こんな時に、E君の担任や友達のように、一対一でじっくり話してくれる人の存在は貴重だ。何人かで話すのは苦手だが、一対一だと大丈夫という人は少なくない。そんな時、橋渡ししてくれる人がいると、一対一から数人の人達へと、会話が広がるチャンスも生まれることがある。

◆How's everything going ?

僕は、二十数年前にイギリスに留学し、勉強のために精神科病院の青年期ユニット（若者のための外来や入院の診療などを行う医療施設）で、毎日、朝から夕方まで、スタッフの診療を見学し、ミーティングに参加していたことがあった。

イギリス人は、人に会った時、How's everything going ? などと言う。それを僕は、「すべてのことは、どのように進んでいますか?」と直訳して理解し、いつも正確に答えようとしていたことがあった。こういうのをまさに「字義通りに解釈する」というんだろう。そして「〇〇が困る」「××が大変」などと言うと、皆が困ったような、途方にくれたような表情をするのだった。ある時、イギリス人の同僚が「君、これは、挨拶みたいなものなんだ。だから正確に答えなくてもよい。Fine とか So so good とか言っておけば、それでいいんだよ」と教えてくれて、日本語の「元気？」「調子はどうですか？」「具合はどう？」みたいなものだと分かった。それで、Everything is OK などと答えると、相手もにっこり笑う。確かに挨拶のようなものだった。もちろん基礎的な英語力の問題がある。だけど僕のなかにある「字義通り」に受けとる傾向が顔をのぞかせ、慣用句の挨拶に「字義通り」真剣に答えようとしていたんだ。

How's everything going？と言われた頃の僕は、イギリスでの毎日の生活に苦労していた。イギリスに来てしばらくになるが、英語はまったく分からない。聞きとることができず、話そうと思ったら、次の話題に移っている。皆が笑う時に何が面白いのか分からず、何となく合わせて笑っていたら、タイミングも合わないことも多く、皆にほとんど理解できていないということが分かってしまった。

そんなこともあり、例えば僕がいるのに、あたかも僕はいないかのようにミーティングが進んでいくように感じていた（かなり事実、いくらか僕の想像）。そして、ついには皆に笑われ馬鹿にされているような感じさえするようになった（いくらか事実、かなり僕の想像）。

自《おの》ずと僕は、自分の部屋や図書館などで、一人で過ごすことを好むようになっていた。時には、青年期ユニットを抜け出し、ロンドンの街の中をただひたすら歩くこともあった。街が好きとか、観光をするというのではなく、ユニットにいるのが苦痛だったのだ。そして本当にかっこ悪い話だが、街の本屋に入り、「すぐに役立つ英会話集」など探したりしていたのだ。でも、イギリスでは、皆、英語を話しているのだから、そんなものは売ってもいなかった。

僕の仕事、精神科医というものは、人とのコミュニケーションを紡いでいくような仕事だ。しかし、僕自身の「日本語」というコミュニケーション手段が妨げられた時、精神科医として、人間としてまったく無力になった。自分が何の役にも立たないと感じた。そもそも生活能力に乏しいし、僕は、ロンドンでまったく途方にくれてしまったのだ。

文豪の夏目漱石と比べるのはおこがましいが、彼がロンドンにいた時、一時的に「被害妄想」のようなものを持ち、何度もアパートを変わったというのは有名な話だ。人はコミュニケーションが損なわれた時、誰でも被害妄想的になると、僕は考えている。

僕の体験とE君の体験は、ほとんど一緒のものであろう。

言葉で気持ちや考えをうまく表現できない時、相手の言葉が充分に理解できない時、誰もが広汎性発達障害的となると、僕は思っている。環境次第で、人は誰でも広汎性発達障害的となり得るのではないか？　僕自身はイギリスに滞在している間、広汎性発達障害的となっていたと言ってもいいだろう。発達障害には、このように相対的な側面があるのだ。

◆正確なコミュニケーションを心がける

E君や僕のように、コミュニケーションが損なわれると、誰でも孤立し孤独になってしまう。特にコミュニケーションが苦手な発達障害の傾向を持つ人を援助する際には、より一層、正確なコミュニケーション、正確な言葉のキャッチボールを積み重ねることが基本とされる。そのためには、平易で簡潔な日本語を話すこと、多義的な言葉や曖昧な言葉は用いないこと、どのような意味でその言葉を使っているか確かめること、などが求められる。

それだけでなく、やりとりに際しては、お互いにどの程度、正確に理解できているか、確かめる作業が必要だ。

そのためには、まず、自分の理解したことを、相手に伝えて確かめてみる。「あなたの話したことを、僕はこのように理解したのだけれど、これでよいだろうか。それとも随分はずれていますか？」時には「どのくらい当たっていますか？」と尋ねることもある。

次いで、「今日の僕の話は分かりにくくなかったですか？」「どのくらい分かりましたか？」「答えにくい質問とか、分からない言葉はありませんでしたか？」などと、相手が自分の言葉をどの程度理解できているかを確かめることも大切だ。

このように自分の理解と相手の理解を、毎回、確かめ、照合することで、正確なコミュニケーションを積み重ねていくことができる。それだけで、不要な誤解や混乱をいくらか減らすことができる。

◆コミュニケーション能力とは何か

古くより「以心伝心」「阿吽《あうん》の呼吸」などという言葉があるように、わが国は言葉以外のコミュニケーションが豊かな国だ。同時に「口数少ない」が美徳とされ、「おしゃべり」であることは、あまり良い事とはされない文化があった。わが国に共同体的な人の繋がりが強かった時代では、言葉でのコミュニケーションが少なくても、シキタリ（仕来り）や上下関係などの明確なルールによって、だいたいの共通理解、すなわち規範と文化を共有することができた。

そもそも日常生活における言葉でのコミュニケーションというものは、それほど正確なものではなかった。コミュニケーションというには曖昧であり、お互いに分かっていると感じていたという方が正確かもしれない。たとえ曖昧であったとしても、契約書のように正確なものが求められるものではなく、「そう、そう」「うん、うん」という程度の合意で十分だったのだ。長年連れ添って生きてきた夫婦が「あれ」「それ」「それじゃないよ。あれだよ」などの言葉だけで、コミュニケーションできるのに似ている。人々の土台に、暗黙の共通理解がしっかりと根づいており、その上に乗っている言葉でのコミュニケーションは、僅かな部分を担っていたのである。

しかし共同体的な人の繋がりが崩れてくるにつれ、人々が持つ規範や文化が多様なものとなり、暗黙の共通理解は希薄なものとなってきた。そのため、言葉のコミュニケーションを行う際に、お互いの規範や文化のズレを確かめないと、誤解が生ずるようになった。共通理解を得るための道具としての、言葉がこれまで以上に、はるかに重要なものになってきたのだ。

昨今、若者のコミュニケーション能力不足が言われているが、他の世代に比べコミュニケーション能力が低下しているのではないと、僕は思う。これまではコミュニケーション能力は、それほどは求められてはいなかった。またそれほど持たなくても、揺るぎのない強さの共通理解を持つことができていたのだ。コミュニケーション能力が乏しくなったのではなく、時代の中でコミュニケーション能力がより求められるようになった。そのため、広汎性発達障害の傾向を持つ人をはじめとして、言葉でのコミュニケーションが苦手な人達が、社会の中で生きづらくなり、破綻をきたしやすくなったのではないかと、僕は推察している。

更に付け加えると、現代社会では、人の持ったくさんの能力の中で、コミュニケーション能力が過度に強調され過ぎているのではないかと、僕は危惧している。コミュニケーション能力は、正確に意思疎通をするための、あくまでも道具である。だが、それ以上に大切なのは、相手に「何」を伝えようとするかだ。この「何」について、真剣に考えないままに、いくらコミュニケーション能力と言ってもダメなのではないか。人に伝えたい「何か」を、自分の内に育む。これこそが求められているものではないだろうか。

僕がロンドンで苦しんでいた時も、英語だけに困っていたのではなかった。本当に困っていたのは、僕が人に伝える「何か」を見つけられない、ということだった。言葉はあくまでもツールだ。問題は、言うべき「何か」を持っているかどうかなのだと、僕はしだいに思うようになった。

◆本質的なコミュニケーションが生まれる可能性が開かれる

人に伝えたい「何か」について考える時、コミュニケーション能力が高いことは、必ずしも良いとばかりは言えない。コミュニケーション能力が高いと、他人と共有する認識や理解を持つことは可能になる。だが、深刻に悩み困っていることや考えあぐねているることは、容易に他人に分かってもらえるものではなく、実は共有することが難しいものである。

うまく伝わらない、伝えられないと苦しみ、苦しみ抜いた時こそ、本質的な「何か」が生まれる可能性がある。逆説的だが、言葉でのコミュニケーションが困難な時、他人に伝えたい、本質的な「何か」が生まれてくる。

正確なコミュニケーションと、本質的なコミュニケーションは、必ずしも同じではない。発達障害を持つ人は、正確なコミュニケーションは苦手であるが、本質的なコミュニケーションという意味では、時には定型発達の人よりも、深いコミュニケーションがなされるのではないか。饒舌《じょうぜつ》で流暢《りゅうちょう》な言葉ではなく、物事の本質を簡潔に指摘するような「何か」が生まれてくるのではないだろうか。

例えば、発達障害を持ち生きることに苦しんでいる人から「生きる意味とは何ですか？」と問われることがある。このような本質的、根源的な問いに、正解や共通理解はない。だが、この問いは僕の心に深く刻まれ、問い続けるものとなる。コミュニケーションの障害を持つ人の発する言葉には、本質的な問いが潜んでいる。僕にとって、発達障害を持つ人は、生きる意味を問いかける教師でもあるのだ。

他人の話を聞く際にも同じことが言える。話を聞く人は、必ずしもコミュニケーション能力が高い人がよいとは限らない。コミュニケーション能力が不充分な時に、予想以上の力を発揮することがある。悩み苦しむ人の言葉をできるだけ正確に必死に受け取ろうとした時、たくさんの声や物音に紛れて見失いやすい、微《かす》かな声や思いに気付くことができる。悩み苦しむ人の難解な言葉に一生懸命に耳を傾ける姿勢は、流れるように言葉を聞くのではなく、一瞬も注意をそらさずに聞きとろうとするものとなる。コミュニケーション能力が不充分だからこそ、本質的なコミュニケーションができる可能性が開けてくるのは、話を聞く際も同じである。

第四章

こだわりとは何だろうか？

――広汎性発達障害の特徴③

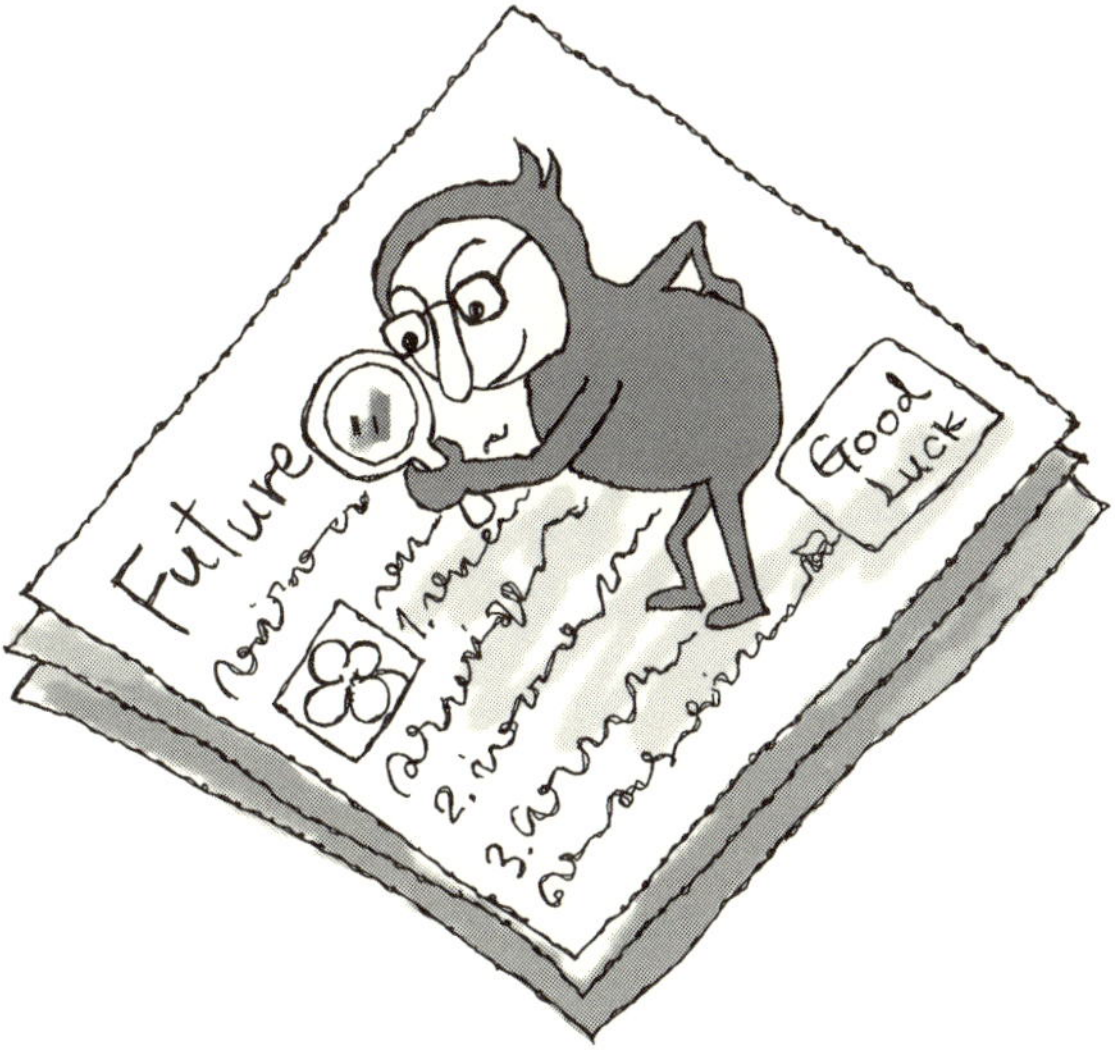

◆お菓子作りが得意

「うちの子は、お菓子作りが得意なんです」と、ある女性の母親が言った。「この子は、お菓子の本のレシピに、砂糖大さじ三杯、小麦粉一二〇グラムなどと書いてあると、その通りに、きちんと計って作るので、本当に美味《おい》しいクッキーが出来るのです。私は、適当に砂糖なんか入れて、いい加減にやるので、美味しくないんです。でも料理は、この子は適当に味をみながら調節することができないので、下手なんです。私の方が味を確かめながら適当に調節するので、うまくできるのです」うーん。なるほど。きちんと計るクッキー、適当に調節する料理。どちらも大切な能力である。だが、「きちんと」と「適当」の両立はなかなか難しい。

◆予定の変更が苦手

別の女性は、二階に上がって行った時に、母親から「ついでに、あれを取ってきてくれる?」と言われると怒り出す。二階に上がったついでだし、大したことではないので、母親がつい気楽に頼むと、それまで穏やかだった彼女が、急に怒り出すのである。

同じようなことを毎日繰り返しているという。きっと彼女なりの理由があるに違いないと思った。

それで僕は「あなたは、二階に上がったらやることが決まっていて、これをやって、それからあれをやってと、自分の心の中で予定を立てているのに、お母さんから急に『ついでに、あれを取ってきて』と言われると、こんがらがってしまって、腹が立つんじゃないの?」と尋ねてみた。すると彼女は我が意を得たりという感じで、「そうなんです。私は、これをして、次に○○をして、その次に××をしてと、順番に考えているのに、母は突然、それを邪魔するので、腹が立つのです」と話したのだ。

母親の言う「ついで」とは、負担のない小さなお願いという意味で言っているのだが、彼女にとっては、それまでの順番や計画を一から立て直さなければならない、重大な出来事なのである。日常生活のなかの、このような些細《ささい》な行き違いが、母親にとっては「ちょっとしたことで腹を立てる」、彼女にとっては「何かやろうと思うと、お母さんが邪魔してくる」という大きなギャップを生み出すのである。どちらにも悪意はないのに、喧嘩《けんか》になってしまうので、このギャップに気付くことはとても大切だ。

◆ぎこちなく変わる

診察室や相談室で、発達障害を持つ人は、解決の方法がないかのように悩みを語る。「もう、どうにもなりません」と言いきることが多い。治療や援助をする人の助言や提案に、耳を貸さず受け付けようとしない。彼らの悩みは、どうしようかという迷いではなく、どうにもならないという結論であることが多い。

視点を変えてみることの苦手さは選択肢を少なくするし、完璧さへのこだわりや白か黒かという思考は、「ほどほどに」とか「まあ、いいか」というような解決法を受け入れ難くする。だから、彼らの思考は、できるかできないか、よいか悪いかなどの二分法になりやすく、極端なものとなる。結果として、不登校が一転して無遅刻無欠席となったり、ある悩みをどうにもならないと絶望的に話していた人が、一週間後、二週間後に、まるで前回の悩みがなかったかのように、新たな悩みを話し始めたりする。診察と診察の間に、彼らの考えが一方の極から他方の極に移っているようなのである。

ある人が「考え詰めて、考え詰めて、へとへとになった時、ふと周りの人のアドバイスが耳に入ってくるのです」と述べたのが心に残っている。

一般的に発達障害を持つ人が自分の考えや意見を変えるのは、①論理的で具体的なアドバイスを受ける、②しばらく、そのままで待つ、③アドバイスを自分なりに受け入れ、納得して自分の考えを変える、という形になりやすい。①から、時間が経って、③に至るので、周囲の人から見るとぎこちなく変わるように見えるが、実は、自分の考えとして納得がいくまでに、時間が必要なのだ。それだけでなく、自分が決めたという実感もとても大切だ。

時には、周囲の人ができないことはできないと、いけないことはいけないと明確に提示することが、必要な場合もある。現実社会のルールを彼らに伝え、現実社会のルールと彼らの持っているルールとの間で、折り合いをつけられるようになることが、とても難しいけれど大切なのだ。

◆社会の規範を担う存在として

僕たちの生きている日本という国は、個人よりも集団を尊重する社会であり、それぞれの集団には明文化されていない暗黙のルールやシキタリがあった。例えば、それは、年功序列や先輩・後輩という上下関係や、集団の和を尊重し自己主張を抑制すること(「我を張らない」)などであり、ルールとして読み取りやすいものであったように思う。明文化されない暗黙のものであったとしても、明確なルールがあったのだ。

しかし、昨今、地域共同体や会社組織の共同体が崩れていく中で、集団は変容しシキタリは崩れてきた。その代わりとして、より微妙で曖昧な、なおかつ時とともに変化していく、その時の「場」の雰囲気や空気というシキタリを読むことが求められるようになってきた。特に学校では、本来の骨格であった教師と生徒という関係が曖昧なものとなり、更に最近では先輩と後輩という関係さえ曖昧なものになってきている。

教室の中での役割(リーダー、ボス、優等生など)が曖昧なものとなり、教師の目から見ても誰がどのような役割を果たしているのか、分からなくなってきているのである。又、力関係は微妙に変化し、いつ誰がいじめられるか孤立させられるか、予測が難しくなっている。このような曖昧で流動的な空気を読むことを求められるなかで、破綻を来してしまう広汎性発達障害の傾向を持つ人は少なくないように思う。

定型発達の場合だと、小学校の高学年頃から、子供は学校の規則や先生の指導に、次第に従順ではなくなる。大人の規範に対して距離をとる。反発し、時には反抗する。家の中でも親に対して反発し、反抗する。これは、子供が大人になり親から独立し始める、第一歩である。

例えば、中学生の男子であれば、制服の上のボタンを一つあける、二つあける、というように、次第に校則破りをはじめ、その子なりに、なんとか許容されるギリギリの校則違反、いわば教師と生徒の暗黙のラインができていく。女子であれば髪の毛の長さや、スカートの丈であろうか。この暗黙のラインは教師と生徒の力関係により、これもまた微妙に変化していくものとなる。このような暗黙のルールを察し共有することが、中学生以降、日本の社会には求められることが多い。

小学生の時、ルールを守り良い子として評価されていた子供が、中学生になってもルールを守りつづけると、教師からは評価されるかもしれないが、子供の中では孤立することになりかねない。広汎性発達障害を持つ子供は、倫理感、正義感が強く、自身もルールを厳格に守る。そして周囲の子供にもルールを守るように求めることが多い。しかし、それは、集団の中での暗黙のルールとは異なっていることが少なくなく、子供は集団の中で孤立したり、浮き上がったりしやすい。

廊下を走る生徒を一人ひとり注意して、孤立してしまい教室に入れなくなったり、隠れてタバコを吸っている先輩を注意し、逆に脅されて学校に行けなくなったり、どんなことがあっても宿題を写させてもらったりせず、自分の力でやろうとして、毎日、徹夜をしてダウンしてしまったり、そんなことがある。

広汎性発達障害の傾向を持つ子供は、思春期にしばしば支えとなる同年代の友人や仲間を得にくい体験をする。彼らが浮き上がるように見えるのは、確かに人の気持ちが読み取りにくいということにもよるかもしれない。だが、それだけでなく、他の同年代の人たちが、一歩先に学童期の「よい子」を卒業していくのに対し、彼らの方が長い間「よい子」であり続けることによるのではないかと感じる時がある。思春期とは、大人に与えられた規範に反発し、自分なりの規範を作りはじめる時期である。中学生の校則に対する姿勢を見ると、大きく逸脱しない範囲で、校則から距離をとる。校則を守り続けると、集団から浮いてしまう。これはあくまでも相対的なものであり、どちらが早く「よい子」から距離をとるかという問題である。彼らは、同年代の仲間から、思春期で先を越され、「浮き上がってしまう」ように思うのである。先を越された時、時に猛スピードで追いつこうとすることがある。それは、「問題行動」という形となって現われることがあるので、スピード・アップにもくれぐれも留意が必要となる。

確かに、もう少しいいかげんでよいのではないかと思う。そこまで真面目《まじめ》でなくてもいい、もう少し適当でいい、人に合わせることも大切だ、などと思う。だが、そのルールを守る基本的姿勢は、単なる学校のルールだけでなく、社会の規範を守り、人間の公正さを保ち、不平等や不正義に対して異を唱える、人の資質として貴重なものである。

ウタ・フリスという自閉症の研究者が、アスペルガー症候群を持つ人について、「多くのアスペルガーの人は、正しい行為をなすことに極度の関心を持っていることを述べておかねばなりません。彼らは、自分が違法と信じる行為を不安に駆られて抑制し、他人にも法に反しない振る舞いを求めます」と描写し、すなわち「法の見張り人」であると記している（ウタ・フリス著、冨田真紀訳、「自閉症とアスペルガー症候群」東京書籍、一九九六）。確かに、彼らの法や規律に対する態度をみていると、自らを律して社会の正義、平等、公平を担っており、彼らこそが社会の大きな規範を維持する役割を果たしているようにさえ思う。

◆広く浅くか、狭く深くか？

ユニークで論理的な思考について、僕は次のように考えている。

世の中には、複数の情報を、同時に処理する能力に長《た》けた人がいる。日常生活で言えば、「テレビを見ながら、勉強する」というような、「〇〇しながら」ができる能力と言うこともできる。情報を広く浅く（時には深い場合もあるだろうが）処理することができるタイプの人である。多様で雑多な情報が刻々と入ってくる現代社会においては、情報処理能力に長けた人が、迅速かつ的確な処理で力を発揮し、社会的な評価も高くなりやすい。

それに対し、一つのことに集中し、深く入り込み考え抜く能力に長けた人たちもいる。釈迦がさまざまな煩悩の中で、悟りを開き仏陀になったように、さまざまな外部、内部からの情報を遮断し、深く思索の世界に入っていくということの大切さを考えさせられる。もちろん情報を意図して絞り込む場合と、意図せずして絞り込まれる場合とがあるが、いずれにしても、これらは限られた関心事に集中し考え抜く能力と言ってもよいかもしれない。そういう能力に長けた人は、学者や研究者や技術者などとして、実際にさまざまな領域で成果を上げている。情報を狭くしかし深く処理するタイプの人である。しかし、しばしば「一度に一つ。その他のものには目が向かない」という仕事のやり方は、スピードや効率はあまりよくなく、現代社会の中では、社会的な評価はあまりかんばしくないことが多い。

目を転じて、例えば一九世紀以前を見てみよう。外部からの入力情報の量が限られ、暗くて長い孤独な夜を過ごさなければならなかったその時代には、文学や音楽などの芸術において、壮大なスケールの物語や交響曲が生み出された。しかし二〇世紀から二一世紀にかけて広がってきた情報量の増加や情報伝達のスピード・アップは、分野によっては必ずしも質の良い人間性の深さにつながっているとは言えない面もある。暗くて静かな闇の中でこそ、長い孤独の中でこそ、育まれるものがある。

広い領域で平均的な力を発揮する能力と、ある限定された領域で深く切り込んでいく能力とは異なるものである。広汎性発達障害の傾向を持つ人は、限られた情報をもとに、狭く深く考え抜く人が多い。現実から同時に複数の情報が入ってくる時には混乱するが、ごく狭いところでは微妙で繊細な差異を見分ける力を発揮するのである。目利きとして稀有《けう》な才能を生かしていることもある。又、創造的な活動へと発展していくこともある。この狭く深い能力をいかに活《い》かしていくか、これも、今、問われていることの一つだと思う。

◆ブレない考えの価値

自分の考えへのこだわりは、広汎性発達障害を持つ人に備わった、すばらしい長所でもある。多くの人が、その集団の暗黙の合意や、時代の空気、「常識」などに流されて、自分の考えを見失いがちな中で、ブレずに自分の考えを持って表現し続けることは、とても貴重だ。

一九三〇年代から四〇年代、日本が挙国一致で戦争に向かって進んでいった時のことを考えてみよう。多くの人がＮｏと言うことなく、時代の雰囲気に流されて、戦争に向かって行った。例えばそんな時に、Ｎｏと言える人がいることは貴重だ。

アンデルセンの童話、「裸の王様」で、小さな子供が「王様は裸だ」と言う、その力と起源は同じかもしれない。暗黙の雰囲気や空気を読み取り、形勢に自分を合わせて行こうとする生き方ではなく、自分の内なる羅針盤に基いて生きる。一人よがりにはくれぐれも気をつけなければならないが、時代や状況が危機的な時、広汎性発達障害を持つ人が流れにストップをかける力を発揮してくると、僕は考えているし、期待もしている。

第五章

「発達障害」を考える

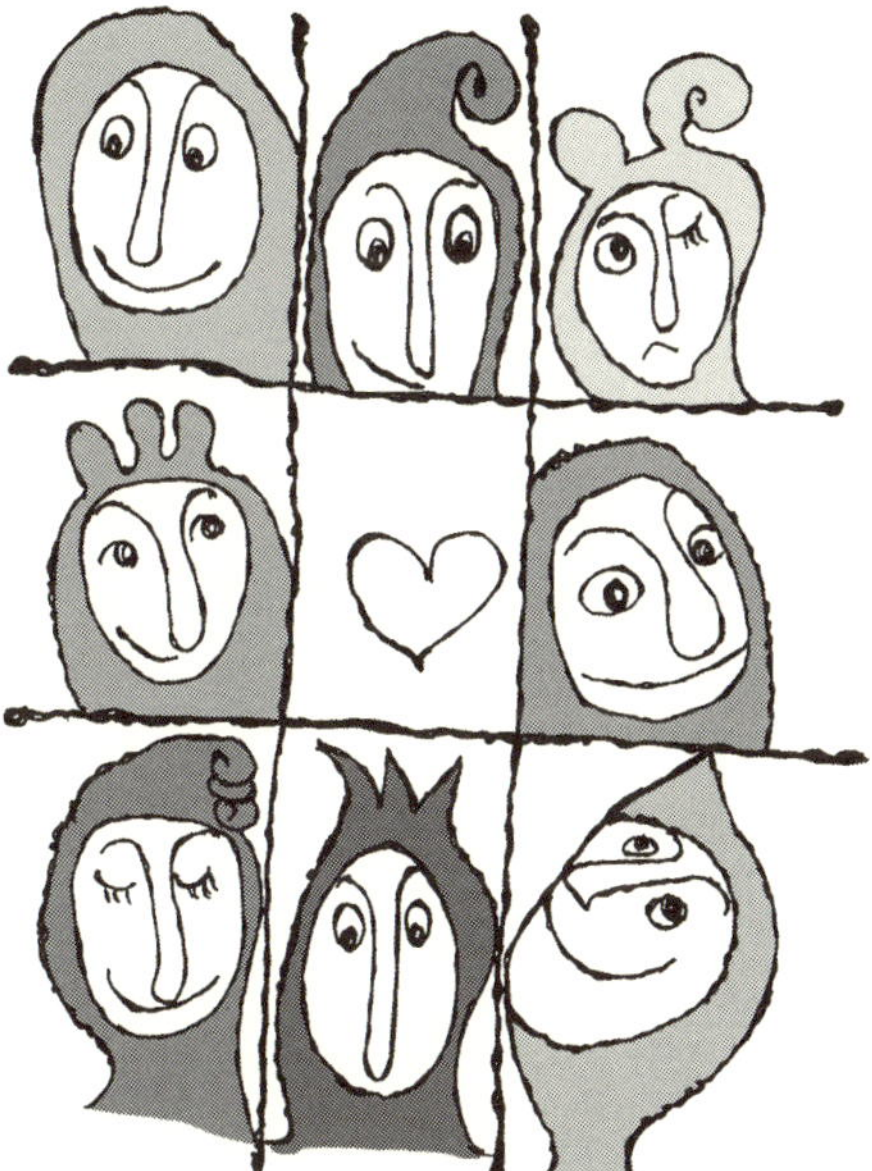

◆キラリと輝く瞬間

人に対する緊張感が強いために、長期間ひきこもっている女性と話していた時のことだ。外出について「あそこもだめ、ここもだめ」と話していた彼女が、ふと「地元の小さな商店街の肉屋のおじさんが、いつもにっこり笑って話しかけてくれる」と話したのだ。そこで揚げているメンチカツが美味《おい》しくて、時々、買いに行くのだが、いつも気持ち良い笑顔で話しかけてくれるということだった。僕はその話を聞いて、とても嬉《うれ》しかった。本当に短い時間の接点かもしれないが、気持ちよく人と話す瞬間があるというのがとても嬉しかったのだ。そこで、思わず、「毎日、メンチカツを買いに行こう」と言ってしまった。このようなキラリと輝く瞬間やエピソードは、実はとても大切なものだ。

人は誰でも人間関係に支えられている。もちろん、家族や友達や同僚といった太い繋《つな》がりも大切である。だが、この肉屋のおじさんとの関係のように、瞬間ではあるが、人をそっと支えるものもある。これもとても大切なものだと思う。古い地元の商店街には、このような笑顔と挨拶があることが多い。こんな共同体的な人の温《ぬく》もりに、かつて僕たちは支えられていたのだ。だから、大型のスーパーよりも、顔の見える地元の商店街に頑張って欲しいと思うし、実際に地元の商店街や個人商店をできるだけ利用しようと、僕は思っている。

一人の人を理解するには、その人の日常生活において、一瞬、輝いているものを、具体的にキャッチすることが大切である。一瞬の交流を生む「メンチカツ」なのだ。

◆担任の先生とのトランプゲーム

小学校の先生が、受け持ちのクラスのF君のことで、相談にやってきた。特に「問題」のない、おとなしい子供であったF君が、小学四年生の冬頃から急に変化したという。学校の床に頭を打ち付ける。ノートで頭を叩《たた》き続ける。床の汚れを拭き続ける。友達の首を絞めようとする。奇声を突然に発する。理科の実験などに使う火を見るとハイになる。血にひかれるようで、注射をして欲しいと求めたりするだけでなく、ノートに、刃物を突きつけられている、身体の一部分が切断されている、というような絵を書いている。五年生になって、このような行動はいくらか穏やかになったものの、まだ時折、出現しているという。

「F君をどのように考え、どうしてあげたらよいだろうか？」と教師たちも考えた。F君の行動だけを見ると、研修会で勉強した発達障害をもつ子供のパニックに近いように思える。改めて、学校の様子を見直してみると、①自分から友達を求めることはない。②自分から話しだすこともない。普段も、ほとんど話さない。③自分のやりたいことを止めることができない、などのことがあり、「やはり発達障害というものに当てはまるのではないだろうか？　専門家に正確な診断と治療を依頼しよう」ということになり、担任教師が代表して相談にやってきたのだ。

F君の家庭について担任に尋ねてみた。担任によると、母親は弟を可愛《かわい》がり、F君には冷たく接していたらしい。両親は小学校低学年頃まで仲良かったようだが、しだいに母親は家に不在がちとなり、四年生の冬に、F君は人づてに両親が離婚したことを聞いたということであった。

その経過を聞いて、両親の離婚がF君のパニックや自傷に関係しているのではないかと考えた。このような場合、子供は、母親が離婚し家を出たことを「僕が悪い子供だから、母親が家を出ていった」と考えていたりする。そして、母親を失ったつらい気持ちや自分を責める気持ちが、自傷行為やパニックという形になって現れることも少なくない。

ただ、面接を続ける中で、五年生になって、症状はずいぶんと穏やかになってきていることに気付いた。母親とは依然として音信不通。状況がよくなっている訳ではない。

そこで担任に「生き生きとしたよい表情が現われる時はありませんか？　よい笑顔が出ることはありませんか」と尋ねてみた。良い返事を想像していた訳ではなかったので、担任が「あります」と答えたのには少し驚いた。担任によると「放課後、トランプをしている時に良い表情が出るようになった。時に笑顔も浮かぶようになった」そうだ。「五年生になると、夏に一泊二日の宿泊研修がある。このままではF君は皆の中に入れない。そうだ。トランプでも一緒に練習しよう」と担任は考えたという。そこで早速F君に「トランプを知っている？」と尋ねると、「したことがない」と答えたため、「宿泊研修では自由時間に皆でトランプをするんだ。F君、トランプを練習してみないか？」

と提案し、二人で放課後に練習を始めたということであった。

放課後に二〇～三〇分、二人でトランプの練習をしているうちに、自分によい札がきた時や、よい手を考えた時に、よい表情が浮かび、勝った時にはよい笑顔も浮かぶようになったというのである。


確かにF君は、発達障害の傾向を持っているかもしれない。急に現れたパニックや自傷行為は、発達障害の症状と考えられるかもしれない。しかし、発達障害のパニックや自傷行為を抑えるという発想から出発すると、薬物を中心とした医療的対応になってしまう可能性が高い。

しかし、F君のパニックや自傷行為は、両親の離婚や母親が家を出たことと関係していると考えたら、パニックや自傷行為を引き起こす少年の心の辛《つら》さをキャッチし、和らげることから始めたかった。そういう意味では、担任との一対一でのトランプは大きな力をもっていたものと考えられる。

これは既に素晴らしい治療であり、心理療法である。僕は、「先生のされていることは、『トランプ療法』と言ってもよい、とても意味あるものです。F君の症状が改善し、よい表情が出ているのには、このトランプが一番効いていると思う。医療の場にやってきても、これ以上の治療や援助はないように思う。しばらくはトランプ療法を続けて行きましょう。何かあったら、医療的な対応をするので連絡ください」と話した。その後、パニックと自傷行為は次第に和らいでいった、との連絡を受けた。

◆障害特徴や診断基準は、マイナスの項目からなっている

僕は、青年期や成人期になって、心身の不調を呈し精神科を受診する広汎性発達障害を持つ人たちを診ることが多い。診ているうちに、その症状や特徴と言われているものは重要なものではあるが、その人自身を理解しようと思う時には、妨げになる場合があると思うようになった。

例えば、アメリカ精神医学会の診断基準第四版（DSM－Ⅳ）の自閉性障害の項目、「発達の水準に相応した仲間関係をつくることの失敗」「楽しみ、興味、成し遂げたものを他人と共有することを自発的に求めることの欠如」「十分会話のある者では、他人と会話を開始し継続する能力の著明な障害」などを見ると、「失敗」「欠如」「障害」という言葉が続いている。

しかし、当の本人にとっては、それらの言葉で表すものは、生きる苦しみや悩みとして体験されている。だから、「失敗」「欠如」「障害」というよりは、「○○が苦手である」「△△に困っている」「××に苦しんでいる」と表す方が、自然だし、適切ではないか、と思うようになった。それに、診断基準の項目は、苦手なことやできないことであり、基本的に短所から成り立っている。診断基準に「素直で正直」「コツコツと努力する」「一つのことを深く考えぬく」などの長所は出てこない。短所だけを理解し、長所を理解しないのは、理解としては一面的ではないだろうか。

それだけでなく、広汎性発達障害であろうとなかろうと、人に関わる時は、相手が「意思」や「考え」をもった一人の人間として出会うということも、忘れてはならないことだ。だが、診断基準に「意思」や「考え」は出てこない。

◆「外から目線」

一時代前にドイツの精神医学者ヤスパースは、神経症（不安障害やヒステリーなど）は、症状が出現するところまでを心の動きをたどることができる、という意味で「了解可能」と考えた。それに対して、統合失調症は心の動きを追っていても、どこか心の動きと症状の間に了解できない断絶があり、「了解不能」と考えた。それが神経症と統合失調症の違いであると考えたのであった。そのため、神経症と考えられていた人が統合失調症の症状を呈し始めた時に、精神科医に姿勢の変化が生じていた。すなわち、患者さんの心の動きを理解（了解）しようとする姿勢から、患者さんの心の動きを理解（了解）することは困難であると断念する姿勢へと変化が起こっていたのだ。

同様のことが、発達障害でも起こることがある。広汎性発達障害や注意欠如・多動性障害などという診断名が付いた時、その人がどのような気持ちで何を考えて生きているかということに目が向かなくなる。その人の心を理解し応援をしようという姿勢に変化が生じるのだ。広汎性発達障害であれば、社会性やコミュニケーション、想像力などの障害特徴に、注意欠如・多動性障害であれば、不注意、多動、衝動性などの行動特徴に、関わる人の目がシフトしてしまう。彼らに関わる周囲の人たちの目が、彼らの心の内を見ようとするものから、客観的に行動を観察し、障害特徴に当てはまるものを探すようになってしまうのである。これを人を外から観察しようとする眼差《まなざ》しという意味で、「外から目線」と、僕は呼んでいる。

誤解がないように付言しておきたい。僕はその人の気持ちや考えなどの主観的な体験を理解することが大切だと考えている。だが、それと同時に、その人の行動を客観的に観察することも、とても大切だと考えている。どちらか一方に偏るのが問題であり、人を理解する際には、両方が必要と考えているのだ。

診察室で彼らをきちんと見つめ、「君は何か困っていることがあるのではないか？」と質問すると、彼らが悩みを話し始めることがある。「今まで、誰かに相談したの？」と尋ねると、「誰にも話したことはない。誰からも聞かれなかったから」と言うのだ。それは彼らが考えと意思を持った主体として、きちんと向きあってこられなかったからではないだろうか。自戒を込めて、こんなことになってはいけないと思う。

だが、これは医療だけの問題ではない。教育現場を例に考えてみよう。

極端な場合だと、一人の学生を何とか理解し援助しようと試行錯誤していた教師や学校が、医療機関で診断名が付いた時から、教育の問題ではなく、医療の問題と捉えるようになることがある。彼は何を苦しんでいるのか、学校でできることは何か、と考えることから、医療機関の指示を受けて対応するという形に変化してしまう。その結果、教師の目が、彼の悩みや苦しみを考えるものから、彼の障害特徴を見つけるものに変化したりするのである。これは、とても残念なことだ。

教師の方々は、これまでいろいろな学生たちに粘り強く、いろいろな工夫をしながら取り組んでこられた経験の蓄積がある。「○○君は一体何を悩んでいるのだろう。○○君には、どのように対応したらいいのだろうか」と、皆で話し合い、一生懸命に考えられたことだと思う。彼らの気持ちや考えを理解し、少しでも彼らが成長するように応援しようとしてきた。発達障害を持っているかどうかに拘《かか》わらず、彼らの行動を観察し、気持ちや考えを理解し、対応してきた。これが何よりも大切だ。学校においては、教師の視点が第一であり、医療の視点はあくまでも補助的なものだと思う。

◆視点の変化がもたらすもの

発達障害を持つ人は、このような視点や姿勢の変化を敏感に感じ取る。周囲の人が彼らの心のうちを見ようとしないということは、実質的な関わりをやめてしまうことであり、彼らはどこかでそれを感じとってしまう。これは逆に周囲の人の、「社会性の障害」「コミュニケーションの障害」と言ってもよいのではないだろうか。このような変化が、さらに彼らの社会性の芽を摘んでしまうのではないかと、僕は素朴に思っている。

当たり前のことではあるが、仮に病気や障害であったとしても、人の心の中にはさまざまな思いや願いや考えが動いている。周囲の人にうまく伝えられないかもしれないが、確実に動いているのである。周囲の人には、彼らのさまざまな言動を手がかりに、出来る限り彼らの側に立って、彼らが感じたり考えたりしていることを、即《すなわ》ち言葉にならない心の動きを想像することが求められている。

「発達障害かどうか診断してもらってきてください」と言われて、青年と親が外来にやってくることがある。そんな時には、単に彼だけを診るのではなく、何故《なぜ》彼が病院へと言われたのか、今、学校や職場では何が問題になっているのか、発達障害にどのように取り組もうとしているのか、発達障害と診断がつくことが、その人のこれからの学校生活や職場生活、さらには将来にどのような影響を与えるのか、などのことを考えなければならない。診断名は人を生きやすくさせることもあるし、時にはより生きづらくさせることもある。

◆障害特徴とは、強まったり弱まったりと、変化するものである

広汎性発達障害の特徴と言われているものは、あまり変化しないもののように思われやすい。だが僕は、発達障害を持っている人に会っていて、障害の特徴というものが、時、所、人によって現れ方が異なると感じている。ゆっくりと、時には急激に変化する。だから、広汎性発達障害を持つ人を理解し援助する際には、障害の特徴と言われるものを、あまり固定的、硬直的に捉えず、弾力的に捉えることが大切となる。

1）場によって現す姿が異なる

・連携がうまくできなくなることがある

学校で現われる姿と、家で現われる姿と、相談室や診察室で現われる姿とが異なっている場合がしばしばある。親、教師、医師・カウンセラーなどの関係者は、それぞれの目の前の姿だけを見て彼らを理解しがちで、そのため相互不信をきたすことがある。

例えば、診察室で僕に向かって落ち着いて話す姿を見て、「○○君は、（診察室では）きちんと話をすることができるので、学校でよく話を聞いてあげてください」と助言したことがあった。すると、学校の先生から「○○君は、学校では落ち着きがなく、皆の中に入れません。時には乱暴なこともするし、自分の好きなことだけを一方的に話しています。とても話を聞けるような状況ではありません。発達障害の可能性はないでしょうか？　薬を飲む必要はないでしょうか？」などと、怒りをこめた返事が返ってきて驚いたことがあった。

そんな時、うっかりすると、医師は、学校の対応がよくないのではないかと考え、学校の先生は医師の診察は信用できないと思い、お互いが不信に陥ってしまうことがある。

どうしてこんなことが起こるのだろうか？　答えは意外に簡単である。診察室は刺激の少ない所であり、医師と一対一で話す。一対一だと、落ち着いて話せる人は少なくない。それに対して、学校にはさまざまな刺激がある。彼の周囲にはたくさんの同級生がおり、決して一対一ではない。そのような場の違いが、彼の現す姿を変えているのである。

だから、自分の目の前の姿は、彼の一面ではないか、といつも考える必要がある。そう考えた時に、はじめて親、教師、専門家が、意味のある連携をすることが可能になる。繰り返すが、親の前で現す姿、教師の前で現す姿、専門家の前で現す姿、これらは異なっており、いずれも彼の真の姿ではあるが、あくまでも一面であるという認識が必要だ。注意しなければならないのは、誰が一番、彼を理解しているかという競争に陥らないことである。親、教師、専門家のそれぞれが見た彼の姿を照合した時に、初めて立体的な彼の姿が浮かび上がってくるという発想が求められている。単眼では距離が分からず、複眼で初めて距離が分かる。さらに目が増えた時、平面的なイメージから立体的なイメージを描けるようになる。

・連携は包囲網になってはいけない

しかし、注意しておかなければならないことが一つある。周囲の人が発達障害を持つ人の情報を交換するというのは、一歩間違えると、彼をめぐる取り締まり包囲網のようになることがある。特に彼の「問題」に焦点が当てられ、家や学校や職場であったことを、直ちに専門家に伝えるということをしていると、それぞれの場が持つ良さが失われ、彼を追い詰めることになることがある。連携と包囲網は異なる。包囲網とは、彼の「問題」を封じ込めるためのものである。しかしそれだけでは彼は「問題」を抑え込まれるだけになり、「問題」の持つ意味や可能性が摘まれるだけになってしまう。

連携とは、長所や可能性を発見することに一番の意味があり、それを共有することによって、彼を取り巻く環境が、彼を安心させ安定させるよい影響を与えるものになることを、目指しているのだ。なお、複数の機関が連携する際には、彼と親の了解が必要なことは言うまでもない。

2）人によって現す姿が異なる

・見る人の眼差しや問いが症状をつくることもある

熱心に診ていた人の判断と、引き継いだ人の判断が異なることがある。「〇〇先生は発達障害と考えてしていたけれども、私からみるとそのようには見えない」というようなことが臨床や教育の場では起こることがある。そのため、時に関係者が相互不信に陥ることさえある。何故そのようなことが起こるのだろうか。

「アスペルガー症候群ではないか」という目で診ると、その障害特徴に質問や観察の焦点が当たり、広汎性発達障害らしく見えてくる、現れてくるということがある。障害特徴に焦点を当てた質問によって、障害特徴の部分が際立ち、発達障害のように見えてくることがある。

「何を質問するか」「何に注目するか」によって、話されることや現れてくるものが異なってくる。それは相手から「何を引き出してくるか」ということでもあり、とても大切なものなのだ。

・受け取りにくい話しかけが広汎性発達障害らしくさせる

例えば、難しい言葉を交え、分かりにくく話したり、小声で不明瞭な発音で話したりすると、相手の聞く力では理解しにくいことがある。その結果、まとまりのない場違いな言動が現れ、「コミュニケーションの障害」として際立ち、広汎性発達障害らしく見えてくることがある。早口でせき立てるように話す人の前に行くと、無表情で無言となり、広汎性発達障害らしくなるという場合もある。このような場合、原因は話す人の方にあるのだけど、相手がうまく対応できず、結果として「コミュニケーションの障害」のように見えてくるというものだ。自戒を込めてだけど、「障害特徴のように見えても、実は周囲の人間が作り出している側面もあるかもしれない」と疑う必要があると思う。

3）時によって現す姿が異なる

初対面では、硬い無表情でほとんど話さず、広汎性発達障害らしい特徴を持っているように見えた人が、しだいにその特徴や雰囲気が薄らいでくるということがある。穏やかな表情になり話し始めることがある。新学年、転勤などでも同様である。新しい場面や不安・緊張が高まる時や危機的な時などに、障害の特徴は際立ちやすい。そして「いつもの場所」「護《まも》られた場所」という感覚を持てるようになるにつれて、広汎性発達障害らしさが薄らいでいくように思う。場や人に馴染む、馴れるということは誰にとっても嬉《うれ》しいことだけど、広汎性発達障害の傾向を持つ人には、ひときわ大切なことなのだ。

障害特徴と言われているものは、決して固定しているものではなく、時、所、人によって現れ方が異なり、発達障害らしくなったり、発達障害らしさが薄らいだり、時には消えたりすることもある。逆にその人の長所、いい表情、いい笑顔が出る瞬間をとらえ、それが少しでも増え、そして長く続くようにと考えることが、大切なのではないかと、僕は思うようになったのである。

◆統合失調症か？　発達障害か？

よく、「統合失調症でしょうか？　それとも発達障害でしょうか？」と、本人と家族から相談されることがある。

一〇代後半のG君が、「周りの人が自分を見ている、馬鹿にする」という妄想のため、家から外に出なくなり、心配した親に連れられてやってきた。「自分のことをきつく叱る声が聞こえてくる」という幻聴も認め、精神医学的には広く「幻覚妄想状態」と言われるものではないかと考えた。いくつか精神科を受診し、統合失調症と言われたということであった。だが、話を聞いていると、幻覚妄想は外で激しく、家ではほとんどない。同年代の人たちが対象であり、それ以外の人は何ともない、など、すべての人が恐くなることの多い統合失調症としては典型的ではないように思った。

そこで、これまでの成長・発達や経過について、両親に尋ねてみた。

G君は、幼小児期より、一人遊びが多く、集団に入るのは苦手だったという。言葉も少し遅れがちで、話し出してからも、口数が少なく、自分の考えを言葉で話すのが苦手だった。特定のアニメが大好きで、そのアニメのビデオや漫画を何冊も集め、飽きずに繰り返しそれを眺めていた。自分の好きなキャラクターのグッズをたくさん集め、そのキャラクターのことなら何でも知っていて、時にみんなを驚かせることもあった。その他にも、興味を持って集めているものがいくつかあり、それらに関することを調べたりするのはとても楽しく、やり始めたら没頭し、何時間もやっていたのであった。しかし、同級生との付き合いは苦手で、うまく友達が作れなかった。そのため、心配した両親が、友達づきあいに慣れさせようと、思い切って寮のある高校に進学させたのであった。

G君は同級生や上級生と親しくなろうと一生懸命に努力したが、寮での同級生の会話の内容が聞きとれず、また、同級生の好み（音楽やスポーツ）と自分の好み（アニメ）も合わず、やがて寮の中に一人でいるようになった。日常生活面で、何事もマイペース、スローペースのG君に、同級生もしだいにきつく当たるようになったと言う。入学して二ヶ月後、ある出来事で、上級生からきつく叱られることがあり、それをきっかけに学校に行けなくなり、実家に戻ってきた。

実家に帰っても、恐怖心が強くいつも緊張しており、その頃から、人目を極度に気にするようになった。そして「人が自分を叱る声が聞こえてくる。周囲の人が自分を見ている」と言うようになったのであった。同年代の人を見ると、学校の寮生活のことを思い出し、その時の言葉が浮かんでくるように聞こえてくる、ということで、本当に恐く苦しそうだった。

両親に診断を尋ねられて、広汎性発達障害の傾向を持った人がストレスに対して反応を起こしたもの（適応障害）の可能性が強いのではないかと思ったが、統合失調症の可能性も否定できず、経過をみていかないと分からないと考え、そのことを説明し、治療と援助を開始した。

このように、統合失調症か、広汎性発達障害のストレス反応（適応障害）としての幻覚妄想状態か、という区別が、はっきりしない例が増えてきているように、僕は思う。両者は本当に弁別できるのだろうか？　このような場合に求められている判断や治療は何だろうか？

僕は、弁別によって治療は大きく異なるものではなく、基本は同じであると考えている。まずすることは、安全で安心できる人と環境の中で、ゆっくりと休養する体制を整える。負担となっている可能性のあるものをできるだけ除く。正確で簡潔なコミュニケーションを心がける。予定やスケジュールやルールなどを明確にする、などであり、基本は一緒なのである。不安・恐怖や幻覚・妄想などに加えて、過度に敏感になったり、興奮や不眠などを伴ったりしやすく、本人はとても苦しい。そのため、敏感さや興奮を和らげる薬の服用を勧めることが多い。

診断については、急いで確定するよりも、両方の可能性を考えながら、経過の中で、明確にするような姿勢が大切なように思う。経過についての僕の印象では、広汎性発達障害を持っている人の方が、変化が急激な場合が多い。症状が急に現れたり、急に消えたりするように思う。

◆発達障害と精神疾患

僕は、発達障害というものは、性格と同じように位置づけた方が良いことが多いように思っている。性格が、持って生まれた気質と後天的な環境で作られていくように、発達障害も持って生まれた特性と後天的な環境の中で形作られていくのだと思う。その発達障害の上に、病気が二次的に発展してくるように考えたらどうだろうか。統合失調症と発達障害を区別するのではなく、発達障害の傾向を持っている人に、環境的ストレスが加わり、広い意味での適応障害としての、統合失調症のような症状が生まれてくると考えるほうが、現状に合っているように思う。すなわち、「発達障害の傾向を持っている人に、負荷が加わり、非典型的な統合失調症のような症状を呈している」と考えたい。

建物に例えると、発達障害やその傾向が一階、統合失調症のような症状が二階と理解すると分かりやすい。

これは統合失調症だけではなく、気分障害、不安障害、強迫性障害、摂食障害などの、よく知られている思春期から成人期にかけての精神疾患も同じではないかと考えている。

◆発達障害として浮き上がる

今の社会だからこそ、発達障害というものが、増えてきているのではないかと、僕は感じている。二、三〇年前までであれば、真面目《まじめ》だが、無口で不愛想な人たちが、農業、漁業、工業などの幅広い領域で、自分の場所を見つけて働いていた。僕が子供の頃にも、町の中に真面目で無口な人はたくさんいた。けれども、この人たちが活躍できる場所は、今の時代、非常に少なくなっていると感じている。自分の感覚と技術を磨いて仕事する「職人」という仕事（大工さん、家具屋さん、自転車屋さん、など）があったが、これも今の時代には、活躍できる場所がなくなってきている（清水將之《まさゆき》、『子どもの精神医学ハンドブック　第二版』日本評論社、二〇一〇年）。

二〇世紀の科学の進歩を担ってきた研究者や学者の中にも、大学や研究所がコンスタントな成果を期待するようになって、研究する場所を失ってきた人達がいる。特に、自分独自の発想から出発して、時に大きな成果を出すかどうか、というような研究をしてきた人の多くが、自分らしく仕事をする場を失ってきた。大学や研究所は、コンスタントな成果という意味では生産的ではないが、時に一発、大ホームランまたは特大ファールという人を大切に抱えてくれる場であった。大学や研究所という場は、一見「無為」に見える人の秘めた力と価値を引き出してくれる可能性があることを再認識する必要がある。

このように一時代前だと、少しユニークで変わった人ではあるが、その人なりの場を得て働いていた人が、現代においては、広汎性発達障害という形となって、社会の中に浮かび上がってきているのではないか、僕にはそのように思えてならない。

効率とスピードを求める職場、コミュニケーション能力を過度に求める職場、年功序列という秩序の崩壊した職場、いずれも広汎性発達障害の傾向を持つ人を生きづらくさせる職場である。学校も然りである。広汎性発達障害の有病率の増加は、このような社会・文化的要因が大きく影響しているのではないかと、僕は想像している。

◆力を発揮する場を見つける

現代社会が、発達障害の傾向を持つ人の働く場を奪っているように思う。それでもだからこそ、社会の中に、その人に合った仕事を見つけて欲しいと、僕は強く願っている。発達障害の傾向を持つ人だからこそできる仕事、というものがあるのではないか。それは総合的、平均的な力を求める場ではなく、彼らの持つユニークさの魅力と価値が認めてもらえる場であってほしいと思う。発達障害の傾向を持つ人が、改めて力を発揮できるようになることが、今の時代と社会に問われている課題の一つなのだ。

◆［まとめ］青年期・成人期に顕在化してくる発達障害の特徴

これまで書いてきた、僕の考えている青年期・成人期に顕在化してくる発達障害の特徴を、もう一度まとめておこう。

1）幼小児期から学童期にかけて、特別な「問題」として気付かれることなく、青年期・成人期に至った、微《かす》かな（時には明らかな）広汎性発達障害を持つ人たちは、本来、生まれ持った要因（生得的な要因）と、養育や教育などの環境要因が、影響し合って、広汎性発達障害の特徴の一面が際立ってきたり、独特の考え方や生き方が形作られたりする。それは、その人たちの、人生観や信念、ライフスタイルや個性といってもよく、彼らを支えもするが、同時に生きづらくさせるものともなる（序章）。

2）広汎性発達障害の特徴と言われるものは、短所のように見えるが、実は短所と長所が表裏一体となっているものである。「自閉」を持つ人が、集団の「自閉」を切り開く可能性がある（第二章）。コミュニケーションが障害されていることは、本質的なコミュニケーションを生む可能性がある（第三章）。こだわりは、深く考え抜く能力として、又、変わらない一貫したブレない考え方や生き方として価値を発揮する可能性がある（第四章）。

3）広汎性発達障害を持つ人は、時、所、人によって、異なった姿を現しやすい。家庭、学校、職場、診察室、などでの姿が異なることは少なくない。異なった姿が現れた時、どれがその人の本当の姿かと考えるよりも、いずれもその人の一面であり、複数の情報を照合した時に、初めてその人を理解できるという発想が大切になる。特に、その人の、よい所を探すという視点が共有された時、その人の周りの環境がその人を安心させ安定させるものとなる。

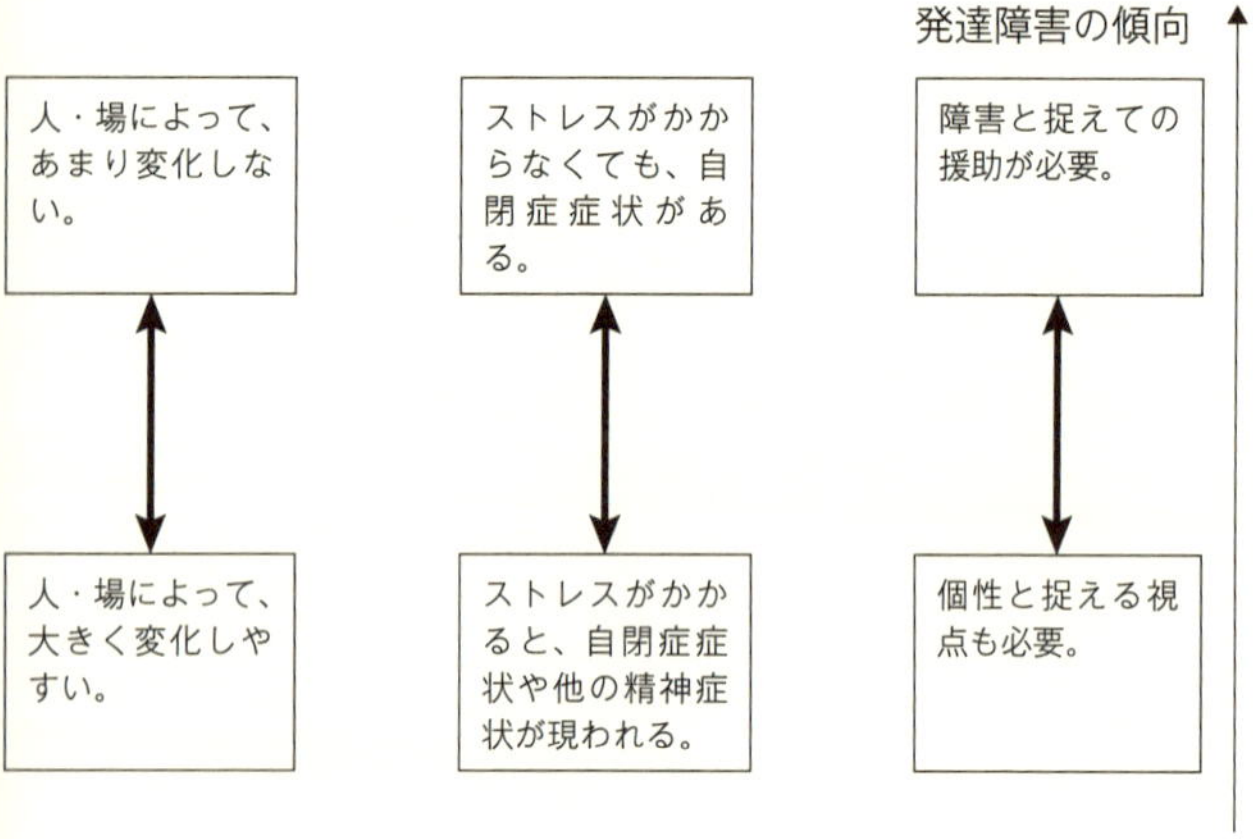

発達障害の傾向
障害と捉えての援助が必要。
個性と捉える視点も必要。
ストレスがかからなくても、自閉症状がある。
ストレスがかかると、自閉症症状や他の精神症状が現われる。
人・場によって、あまり変化しない。
人・場によって、大きく変化しやすい。

4）一般に広汎性発達障害の特徴は、環境的、心理的な負荷が加わった時に際立ちやすい。即ち、不安な時、緊張した時、危機的な時などに、広汎性発達障害らしくなる。特徴と考えられているもの自体が、環境への反応とも考えられるし、同時にその人たちを安定化させ保護する役割も持っているとも考えられる。それゆえ、広汎性発達障害らしく際立った瞬間だけで、判断するのは避けるべきである。危機や緊張の状況が過ぎると、広汎性発達障害らしさは和らぎ、充分な特徴を示さないことも少なくない。

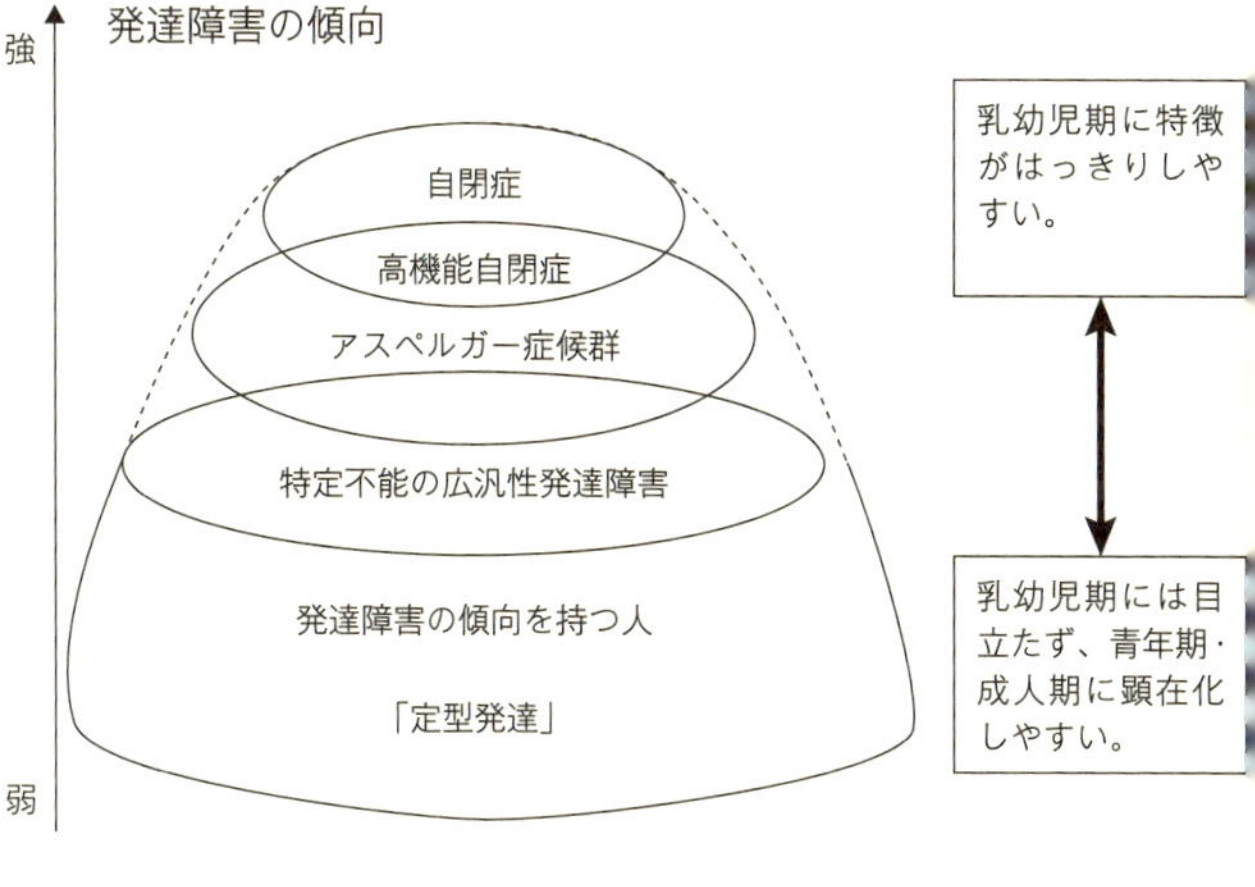

図B

5）青年期・成人期に、危機やストレスに反応して起こってくる二次的な精神症状は、あくまでも広い意味での適応障害と捉えるべきである。不安、抑うつ、解離、強迫、幻覚妄想、などの複数の症状が同時に出てきやすいが、いずれも典型的な症状ではないことが多い。又、しばしば環境の負荷に反応するように急に現れ、負荷がなくなると急速に消退する傾向がある。

第六章

発達障害を持つ人たちへのアドバイス

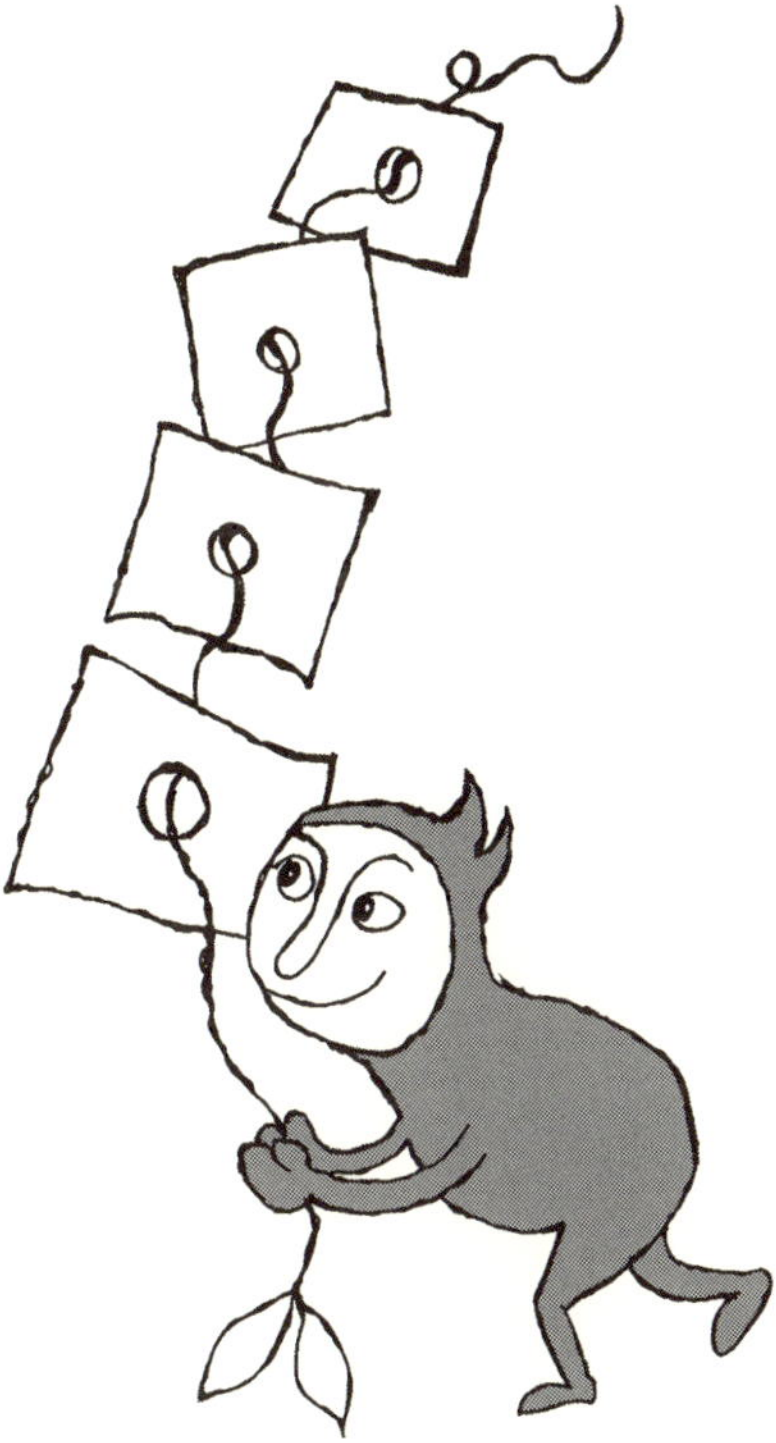

僕が、日々、発達障害を持つ人たちに、助言していることを記しておきたい。ただし、注意してもらいたいことがある。全ての人に当てはまる助言というものはない。又、実際には、人によって困っていることは異なっており、人に応じて、僕の助言もいくらか異なったものとなる。だから、次に書いていることは、あくまでも、一つの参考意見と思って読んで欲しい。

本章では発達障害を持つ人が読みやすいように、次のようにした。

・ゴシック体を用いた。発達障害を持つ人は明朝体などの、不均一な線や点が苦手で、読みづらいことが多い。文字が記号として、くっきりすることが大切である。
・主語述語が明確な文章、簡潔で短い文章となるように心がけた。
・多義的な単語や文章、曖昧な表現を避けた。
・漢字と平仮名が適度に混じるように心がけた。漢字が多くなりすぎても、平仮名が多くなりすぎても読みづらい。
・文章のひとまとまり、一段落が長くならないように心がけた。

つまりこれは、誰もが読みやすい文章という意味でもある。

【人の言っていることが分からなくなったら】

一つずつ、順番に

Aさんは、会社に就職してすぐに混乱し、何も手につかなくなってしまった。尋ねてみると、勤めてすぐに「あれをして、これをして」と一度にたくさんのことを頼まれて、「頭が真っ白になった」ということだった。

Bさんは、パソコンを開いてメールを読んでいる時に、電話が鳴ったり、周囲から声をかけられたりすると仕事に集中できない。そのため、職場でのメールは印刷して、静かなところで読むようにした。そうしたら、頭に入るようになったという。

Cさんは、誰かと話している時に、横から話しかけられても全く気付かない。そのため「あの人は話しかけても無視する」と誤解されることがある。本を読んでいる時に、横から声をかけられても、全く気付かないという。

発達障害を持つ人は、同時に複数の情報を処理するのが苦手と言われている(第四章)。同時にいくつかの情報が入ると混乱するだけでなく、ずいぶん疲れるみたいだ。「歩きながらガムがかめない」と言われる程、不器用な大統領(「天声人語」朝日新聞、二〇一〇年一二月二八日)もいたらしいから、いくら有能でも複数の課題を処理する力は人によって幅がある。

僕は、手堅く「一度に一つ」を勧めている。効率が悪いようだけど、実は一番よい結果が残せる。課題が多い時には、まず一つに絞り、それが終わったら次に移るというのがよい。

紙に書き出して順番をつける

やることが複数ある時は、まず紙に、やらないといけないことを書きだしてみよう。五つ、六つのことが出てきたとする。次は、それにやっていく順番をつけていく。それも、急がなければならない順に番号をつける。時にはやりやすいものから、順番をつけてもいい。やることの数が減ると気持ちにゆとりができる。

大きなまとまりでくくる

荷造りをする時、バラバラに入れるとこんがらがってしまう。そんな時、服を入れる袋とか、書類を入れる袋とかを作り、とりあえず似たものをその袋に中に入れると、整理しやすくなる。仕事も勉強も同じである。バラバラにせずに、まとまりごとにくくる。これって単純だけど、結構、役に立つ。

静かな場所で、頭を冷やす

情報や刺激が多すぎると、頭が対処できなくなり、真っ白になったり、働かなくなったりする。特に、長時間、頭を使うと、疲れてしまい、ますます対処する力が落ちてしまう。そんな時は、頭を休め、リセットするのが一番だ。

まずは、静かな刺激の少ない場所で、頭を休めるのがよい。逆に自分の好きな音楽を大きめにかけて聞くなどの、自分に合った頭の休め方を見つけよう。しばらくして、頭が落ち着いてきたら、それから、また一つひとつ順番に片付けていこう。

チャンネルを切り替える

気になっていることや頭にこびりついていることを、切り替えたり忘れたりすることは、なかなか難しい。「じゃあ、まあ、いいか」（ジャマイカ人間、村上伸治《しんじ》「実戦 心理療法」日本評論社、二〇〇七）と思えるようになったらいいと、頭では分かるけど、簡単ではない。僕は、テレビのチャンネルを切り替える感じでいこう、と話すことがある。「何か面白《おもしろ》い番組はないか?」と切り替える。そうすると新しい番組が目の前に広がってくる。新しい番組が面白そうだと、元の番組のことを忘れている。あの感じだ。

こびりついている考えから、ふっと他のことに注意が向くように、散歩したり、いい映画を見たりなど、自分なりのリセット方法を作っておくことはとても大切だ。

例えば、僕は、よく乗り物に乗る。旅に出る。目の前の景色が流れて行くのを見ると、ふっと頭がリセットされる。

美味しいものを食べる。一晩寝て考える

頭を休めてリセットする方法の一つに、美味《おい》しいものを食べて、一晩眠るというものがある。美味しいものを食べると、それだけでも考えが変わる。いろいろな考えで頭がいっぱいになっていても、一晩眠ると、不思議なことに頭が整理されている。一晩のうちに、心配の数が減り、残った心配も勢いが落ちる。前日は気になってしようがないことでも、「まあ、いいか」と思えるようになる。一晩、眠ってから考える。僕は、これをとても大切にしている。

【学校のことで悩んでいる人に】

友達を一人作ろう

君は、学校が人生のすべてのように思っているかもしれない。大人は「学校に行かなくてどうするんだ。社会はそんなに甘いものではないぞ」などと、よく君に話すだろう。でも果たして、本当にそうだろうか？　家族の中で育ち、そして学校で学び、人間関係

の練習をして、仕事を見つけ社会に出る。家族から、学校へ、そして社会へと、しだいに世界が広がり、責任も増え、人間関係も難しいものとなる、というイメージがある。だが、これは必ずしも正しくはない。僕は、学校の人間関係が一番難しいと思っている。

狭い教室に、同年代の人が大勢いて、朝から夕方まで過ごす。それなのに時には友達を作り損ねることもある。そうなると、朝から夕方まで、君は一人で過ごすことになる。休み時間や給食の時間をどう過ごすか。同級生たちが、集まってワイワイと話している側で、じっと教科書や本を読んだり、図書室に行ったり、トイレに行ったり、といろいろと工夫してみたとしても、どれもそれほど楽ではない。「一人でも、平気です」と言う人もいるけれど、そう言っている人でも、淋《さび》しさや孤独をヒシヒシと感じるに違いないと、僕は思う。教室の中で、一人でいることは、逃げ場がなく本当に苦しいものだ。

誰か一人でよい。一緒にいて、いくらか話ができる友達、ほっとできる友達を見つけよう。だが、実はこれも本当に難しい。友達がいない時は、先生でもよい。担任の先生、保健室の先生、図書室の先生、君の言葉に一生懸命に耳を傾けてくれる人が、誰かいないだろうか？　一人、誰かいると、学校はずいぶん生きやすい場になってくる。

イジメは悪い。イジメを我慢しない

君を「わがまま、非常識、横柄」「キモイ」「KY（空気が読めない）」などと言い、イジメのターゲットにする同級生もいるかもしれない。こんな時は、我慢しないで、親や先生に話したほうがいい。大人に言うと、イジメがますますひどくなると心配するかもしれない。でも、それは間違いだ。すぐに解決はしないけれど、僕の経験から言うと、事態はよい方向に向かう。イジメは絶対に悪いものだと、皆が考えるようになる。親と学校の先生が関わることによって、イジメがなくなった例を、僕はたくさん経験した。

学校の外にも、警察など、イジメについて相談できるところがある。

その他にも、電話相談を利用するという方法もある。

・二四時間いじめ相談ダイヤル（0570-0-78310）……文部科学省がやっている
・子どもの人権一一〇番（フリーダイヤル0120-007-110）……法務省がやっている

星取表をつける

学校に行くのがしんどくなった時、休まずに毎日行こうと思うと大変だ。中学は欠席日数に関係なく進級や卒業ができるところがほとんどだ。だが、高校は欠席日数、各科目の欠課時数が、ある程度の日数や時間を超えると進級や卒業ができないところが多い。

そんな場合は、出席の星取表をつけることを、僕は勧める。行った日や時間は○、休んだ日や時間は×をつけて、何勝何敗というように、出席の対戦成績をつける。大相撲と一緒だ。ポイントは、休めるところまでギリギリ休むことだ。

星取表をつけるというのは、学校の負担を最小限にして、しんどい時期を乗り切っていくという作戦だ。「調子のいい日は、今日は出席を稼いでおくか」というように考える。できれば、卒業資格を得たい。学校を上手に利用することが大切だ。

学校が人生の全てではない

しかし、もしそれでも学校に行きにくいとしたら、君の健康が何よりも大切だ。学校に行かないほうがいい。学校は人生の全てではない。だから、学校が君にとってあまりに苦しい場所だったら、学校に行くのをやめて、しばらく家にこもろう。いろいろと辛《つら》い思いをして、心も身体も疲れ果てているはずだ。だから、家にこもって、まずは充電しよう。

家を出る時間も大切だ

家はしばらくいるには、いい場所だ。だけど、家は長くいるところ、一日中いるところではない。第一に退屈になってくる。第二に、一日中、家にいると、親のちょっとした言葉や態度に傷ついたり腹が立ったりしやすくなる。この世で一番悪いのは親だ、という気持ちになることさえある。確かに親に腹の立つところはある。

だが冷静になると何であんなことで怒ったのだろうと思うことも少なくない。親と気持ちよくやっていく道を探る。これも大切なことだ。僕は、昼間、外に出て、アルバイトなどをすること勧めている。外に出て、家族以外の人と接するだけでも、家族への気持ちがリセットされることがある。

そして、家族以外の大人を見ることも、とても大切だ。世の中には、いろいろな人がいる。学校でうまくいかなくても、社会に出て、自分なりに道を歩んでいる人がたくさんいる。現実の社会のほうが、学校よりも、多様な人を受け入れる懐が広いと、僕は思っている。

ただ、高校に行く、通信制高校やサポート校などを利用するなど、方法は別として、高校卒業資格を持っていると、次の選択肢が広がることが多い。アルバイトを経験した後で、改めて勉強し始める人もいる。

【気持ちのもち方】

「近寄らないでオーラ」に気を付けよう

君に気をつけてもらいたいことがある。君自身が、「誰も私に近寄らないで」という雰囲気やオーラのようなものを、自分の方から出してはいないだろうか。これは自分ではなかなか気付きにくいものだ。友達や親に尋ねてみると分かるかもしれない。「近寄らないでオーラ」なんて、誰が言い出したのだろう。ネットで検索すると二〇〇五年頃から出てくる。ともかく、君の「近寄らないでオーラ」のために、友達が近づきたくても近づくことができなくなっている場合もある。緊張すると無口で無表情になりやすい。

僕も、無表情で硬い顔をして歩いていることがある。そうすると、誰も声をかけてこなくなる。場が凍りつくようになることもある。だから、僕も笑顔の練習をしている。あまりうまくならないけれど。

嫌われていると思い込むのに要注意

もう一つ、気をつけてもらいたいものがある。他人にどう思われるかとあまりに気にしていると、他人の言葉や態度にとても敏感になる。そうすると、他人が皆、自分のことを嫌っていて、馬鹿にしているように感じやすくなる。他人は悪意でやっているのでも、深い意味を持ってやっているのでもないのに、悪口を言っている、嫌っていると感じるようになる。

教室に入った瞬間や休み時間や、時には電車などに乗っている時でさえ、他人が自分を見ているように、自分のことを話しているように、感じることもある。他人が、本当に自分を馬鹿にして笑っている、と感じるかもしれない。でもこれも、誰もがふっと抱きやすい錯覚の一種だ。

君は他人の一言で、自分は嫌われていると考えるかもしれない。だけど、実は他人は深く考えもせず、何気なく話していることが多いものだ。

僕の思い込み体験

第三章でイギリスでの僕の体験を書いたけれど、それはあるイギリス人の精神科医の一言でずいぶん楽になった。昼ごはんを一緒に食べながら、僕がたどたどしい英語で話していると、彼は「僕は英語しかできないから、僕が日本に行ったら全く分からないだろうね。君がミーティングを聞き取れないのは当たり前だよ。一人ひとりの患者さんについて、僕が短くまとめているから、そのコピーをあげよう」と言ってくれたのだ。

とても嬉《うれ》しかったし、「嫌われているって思ったのは考え過ぎだな」と、ふと思い直すようになった。僕自身も「近寄らないでオーラ」を出していたんじゃないか。それが人との交流を断ってしまったのかもしれないと思った。

嫌われているという思い込みは教室や職場で、他人と仲良く気持ちよくやっている時には起こらない。孤立している時や、雰囲気が険悪な時に、起こりやすい。現実には、意地悪なことをいくらか言われている場合もあるから、簡単に思い込みと言うことはできないけれど、どこまでが事実で、どこからが想像か、と考えることは大切だ。

自分の知らない文化がある

あの頃、僕は指導教官が不親切なように感じていた。彼が、ある晩、食事に呼んでくれたことがあった。その帰りのことだった。イギリス人には静かで人気の少ない田舎を好む人が多い。彼の家も交通の便の悪いところにあった。彼は駅まで車に乗せてくれて、サヨナラを言ってあっさり去っていった。誰もいない暗い駅で電車を待った。終電だった。「僕はイギリスのことがよく分からない外国人なのに、冷たいんじゃないか」と心の中で思った。

だけど、数日後に会った時、彼が何気なく「電車に間に合ってよかったね」と言った。その瞬間は、意味がよく分からなかった。すると彼は「君が無事に電車に乗るかどうか、帰り道、丘の上で見ていたよ。もし君が電車に乗れなかったら困るし、夜遅いから、私の家に泊まらないといけないからね」と言ったのだ。

「心配」というものの文化が違う。電車が来るまで一緒に待つのは子供扱い。だから、無事かどうかを遠くから見ていた。彼がポロッと話さなかったら、最後まで僕は気づかなかった。今でもその時のことを思い出す。自分の知らない文化があり、知らない奥深さがある。忘れてはいけないと思う。

自分は嫌われていると悪い方に考え過ぎているのではないか、と立ち止まって考えてみることも必要だ。それだけでなく。気付かない内に自分の方が険しい表情や雰囲気を出していることもあることにも注意しよう。

【仕事で迷っている人に】

君の仕事はうまくいっているだろうか。仕事は生きていくための金を稼ぐという意味でも大切だ。それだけでなく、一人前の人間として自分に自信を持つという意味でも大切だ。また自分が人の役に立つということを実感するためにも大切なものだ。

しかし、君が知っているように、景気の低迷が長引き、若者の正規雇用の機会が減り、派遣社員やフリーターなどの不安定な雇用やニートなどが増えている。だから皆、きちんとした職を得ようと大変だ。こんな時代だから、発達障害を持つ人にとって仕事は、とても厳しいものとなっている。いい仕事がない、仕事についたけどうまくいかないという相談をよく受ける。

ある大学生の就職活動

ある男子大学生は、大学で学んだ経済学を生かした、営業の仕事の就職面接を受けた。だが、ことごとく失敗してしまった。就職の面接で緊張してしまい、自分のよさがアピールできないまま、不採用の通知がきた。人に対する緊張感が強くて、カチコチになってしまい、好印象を与えられなかったようだ。面接の担当者から、「あなたは人の目を見て話すことができないし、いつも緊張しているから、人と接する仕事に向いていないですね」と言われたそうだ。

「先生、面接の時は、僕はどこを見て話したらよいのでしょうか？」と尋ねられ、僕は「鼻の辺りはどうだろうか？」などと助言したこともあった。診察室で練習したが、とてもぎこちなく、うまくはできなかった。又、彼は、いつも診察室の扉をバーンと開けて入ってきていた。乱暴なのではなく、ソロソロと開けるという調節ができないからなのだが、それも面接では不利だったに違いない。それは、彼の真っ直ぐな生き方を感じさせるものではあったのだけれど。

一〇回くらい面接に失敗した後、彼と僕はどうしたらいいか、本当に一生懸命に考えた。発達障害を持つ人には社会性の障害があるから、接客などの対人関係が求められる仕事は向いていないと言われることが多い。しかし、彼はとても素直で真っ直ぐで、優しい性格なので、人の世話をする仕事が合っているのではないかと考えた。僕は「君の優しい真面目《まじめ》な性格には、福祉の仕事が向いているような気がする。お年寄りの世話をする仕事はどうだろうか」と提案してみた。

するとしばらくして、近くの老人施設に行ってきたと言う。「決して楽な仕事ではないし、きれいな仕事でもない。たくさんの若者がやってきたけど、ほとんど辞めていった。本当に働く気があるなら、三ヶ月試しに働いてみなさい」と言われたと報告してくれた。

それから三ヶ月。彼はお年寄りに優しく、手抜きせず、裏表なく働いた。その働きぶりが評価され、正職員として採用されたのだった。彼も僕も本当に嬉しかった。面接ではなく、働きぶりで雇ってくれたということが、それに彼自身が自分の気持ちに合う仕事に出会えたと感じていることが、とても嬉しかった。

もう一人の就職活動

ある男性は、元々、人付き合いでの緊張が強かったが、高校までは休みなく登校していた。大学進学後、少しずつ欠席が増え、ある日から全く大学に行けなくなった。それだけでなく、家の外では全く話せなくなってしまった。そのため、大学を中退。家では雑談はしていたけれど、仕事などの現実的な話になると、家でも全く話をしなくなった。大学をやめて一年後、親に連れられて外来にやってきた。診察室では、全く無言。しかし、彼は日焼けし、筋肉が隆々としていた。それが、ひきこもった生活と不釣合いで、とても不思議だった。その後、彼は約束した日にきちんとやってきた。

時間をかけて、彼の昼間の行動について教えてもらった。頷《うなず》くか黙るか、話しても微《かす》かに単語だけという程度だったので、時間はかかったけれど、ついに週に三回「スイミング」に行き、残りの日は自転車に乗ってサイクリングをしていることが分かった。だから日焼けしていたのだ。「スイミング」では五キロ近く泳ぎ、筋トレもしているので、筋肉が隆々としていると分かった。彼は、自分の身体を、そして自分自身を、「強くしよう」と鍛えていたんじゃないかと思った。家族も「優しい子なんです。でも、もっと待たなければならないのでしょうか？　ずっとこのままということはないですよね」と心配していた。

だが、粘っていると、思わぬ転機があるものだ。二年近く経《た》った後、彼はアルバイトを見つけた。誰もが嫌がるしんどいアルバイトで、今まで一ヶ月以上勤めた人はいないというものだった。重い荷物を繰り返し運び整理するという、単調な重労働だ。それにもかかわらず、彼は弱音を一言ももらさずに、黙々と自分のペースで仕事を続けた。これには周囲の人が皆、驚いたらしい。本当に立派だ。このしんどい仕事は男性がこれまで毎日、黙々と鍛えてきた身体を最大限に生かせるもので、彼にとってまさに適職だった。

数ヶ月後、彼は、その真面目さと筋力を評価され、期間限定のアルバイトから正社員に昇格した。そして通院も終了となった。最後の日に「ありがとうございました」と、はっきり僕に聞こえるように言ってくれた。これも驚いた。ほっとして緊張が緩んで、言葉が出たんだ。彼が外の世界で、とても緊張して生きてきたことがよくわかった。

得意を生かす仕事を探す

彼に会って、就職に対する考え方がいくらか変わった。

今までの就職の練習は、「苦手を克服する練習や訓練」が強調されてきた。もちろんこれはとても大切である。しかし興味を持てない練習や、いろいろな場面での会話の練習を続けているうちに、くたびれ果ててしまう人も多かった。練習しても急に苦手でなくなる訳ではない。これでは何のための練習か分からない。そしていろいろな経験を積んでいくうちに、「得意を生かして働く」ことの方がうまくいくことが多いと思う。それだけでなく、実際に働きながら苦手をカバーすることを考える方が身につくと思うようになった。

得意を生かせる職場や環境は、どこにでもあるというものではない。限られたワン・ポイントであることが多い。時に、小さな針の穴に細い糸を通すような作業と感じることもある。そういう意味でも、社会が多様な人に開かれたものとなって欲しいと、僕は思っているし、願ってもいるのである。

自分のペースをできるだけ守ってみよう

仕事に就くと上司や先輩から、早く仕事に慣れて一人前になるように求められたり、次々に仕事を与えられたりすることがある。そのペースが早かったり、変化に富んでいたりすると、混乱し、持っている力を発揮できなくなることがある。

それだけではなく「一を聞いて十を知る」というような応用を仕事で求められる。「早く!早く!」と、せき立てられる、というように、スピードと応用を求められて、仕事が手につかなくなることもある。発達障害を持つ人には、自分のペースで、ゆっくりとていねいにやっていこうと話す。スピードよりも粘り強さで、量より質でいこうと話す。それが、持っている力を最大に発揮するやり方だと思う。もちろん職場の理解がとても大切になるのだけれど。

雑談が一番難しい

休み時間に雑談で話していることがよく理解できず、孤立してしまう人もいる。イギリスにいた時にわかったけど、専門的なことや必要なことは、聞くのも話すのも専門用語をマスターすればある程度できるようになる。専門用語をつなぎながら、だいたい内容を想像できるからだ。ただ雑談というのは、正直言って最後まで分からなかった。

イギリスの文学や映画や評判のテレビ番組やゴシップなど、とにかく幅広い知識がないと、聞きとれないし、一言もしゃべれない。雑談っていうのは、世の中の多くの人が知っていることを、同じくらい知っていないとできないものだ。だから、日本語でも、雑談は難しい。雑談は、ふっと思いついたように出てくるものなので、説明が不充分である。その話題に興味や関心があればいいが、なければ話についていくだけでも大変である。

例えば、よく話題に出てくる音楽やスポーツやテレビ番組などを友達に教えてもらおう。いくらか知っていると、雑談が少しずつ聞きとれるようになる。時には、おもしろいと感じ、興味がわいてくることもある。不思議なもので、好きな友達が勧めてくれるものは好きになりやすい。

雑談に困った時は、自分の得意な話題に、話し相手を引きずり込むという作戦がある。おもしろがって聞いてくれることも多い。だけど、話があまりマニアックになりすぎると、聞き手が理解できなくなってしまうので、注意が必要だ。

メモをとって自分のマニュアルを作ろう

仕事の説明が充分に聞き取れない。話していることがよく分からない。だから聞き直すのに、「何度、言ったら分かるの」とか、「こんなことも分からないのか」と叱られて、恐くなってしまった、というような話をよく聞く。確かに、耳から聞いて理解することは苦手なことが多い。

聞いたことをメモして、仕事の手順を明確にする。自分なりのマニュアルを作る。聞いた話は形がはっきりしないから、文字や図にしていくのは、とても役に立つと思う。

力になってくれる人がいたら

上司が、人事異動で交代すると聞いたら、いつも心配になる。今度の上司は、どんな上司だろうか？　良い所を評価し、短所は「まあ、いいか」と言ってくれる上司は仕事をしやすいが、短所を探し、早急に直すように求める人が上司になると、なかなか大変だ。そこまでいかなくても、いつもピリピリ、イライラ、セカセカしていて、細かいことを一々注意する。ちょっとした失敗を大きな声で注意する、怒鳴る。そんな人が上司になると、どうも気持ちにゆとりがなくなり、落ち着いて自分のペースで仕事できなくなる。

　そうでなくても、会社が、過度に効率、生産性を求めるようになると、職場にゆとりがなくなり、疲労が蓄積し、ダウンする人が増えるように思う。

　こんな時は、職場全体の雰囲気がピリピリしてトゲトゲしくなり、同僚も働きにくくなっていることが多いものだ。このような場合も、まず誰か一人、話ができる人を見つけたい。そしてグチを聞いてもらう。単純だけど、自分一人でじっと我慢していると、どこかでパンクしてしまう。まず、信用できそうな同僚や先輩を探し、話すのだ。「上司の言うことは、余り気にしないで」とか「あの上司にも、いいところがあるよ」というような、ちょっとした助言が、ずいぶん気持ちを助けてくれる。

　それだけでなく、誰かが、分かりにくいことを説明してくれたり、苦手を理解してくれてちょっとサポートしてくれたりするだけでも違うと思う。

【恋愛　人を好きになる】

あるカップルの会話

次のカップルの会話を聞いて、どのように感じるだろうか？

男「君は、本当は僕と別れたいんだろう？」
女「そんなことないわよ」
男「でも、僕のことを重荷だと思っているんでしょ」
女「そんなことないったら」
男「でも、僕がいないほうがきっといいんだね」
女「何度、言ったら分かるの。いい加減にしてよ」
男「やっぱり、別れたいんだ」
女「もう、やめてよ。あなたのことが、本当に好きよ」
男「君は、○○さんが好きなんじゃないの」
女「○○さんとは、話したこともないわ。何でそんなこと言うのよ」
男「僕は、そんな気がする。だから、君は本当は僕と別れたいんだろう？」

このような会話に終わりはない。少しずつ内容は変わるが、延々とやりとりが続いていく。そして、二人共、しだいに疲労し、些細なことで感情的となり、腹が立ちやすくなる。そして、最後には、男「もう、こうなったら別れよう」、女「いいわ」とか、男「僕はいないほうがいいんだ。出ていくよ」、女「分ったわ。私のほうこそ、出ていくわ」というような、やりとりで終わることが多い。誰でも、似たような会話を経験したことがあるのではないだろうか。男女関係は、本当に難しい。人の悩みの代表的なものの一つである。

だけど、発達障害を持っていると、この男女関係がより一層難しくなることがある。もう一度、振り返ってみよう。この会話のポイントは、男性が女性の気持ちを「充分に読めない」というところにある。男性は女性のことが「好き」というのは明らかだが、女性が自分のことを「好き」か「嫌い」か「どちらでもないか」、よく分からないのである。

選択肢にしてみれば、次のようになる。

①女性は男性のことが好きで、付き合いたいと思っている。

②女性は男性のことを負担に思い、別れたがっている。
③女性は男性のことが好きではあるが、負担にも思うところもあって、心が揺れている。

①②は女性のほうの気持ちは明確であり、まだ理解しやすい。だが、③の「好き」と「嫌い」が入り混じると、理解するのが難しくなる。そもそも誰でも③が苦手なのは言うまでもない。だが、発達障害を持っている人は、一〇〇か〇か、白か黒か、というように、中間や灰色がない世界に生きていることが多いので、この③がとても分かりにくい。だから、①か②のどちらかと判断してしまいやすい。①だと、女性に対して強引に接近することになりやすい。②だと、一方的に女性から引いてしまうことにもなりかねない。

③は、女性はあなたのことが「七〇％好き、三〇％は悩んでいる」というようなものだ。試験の合格ラインは六〇点。天気で言えば、「晴れ、時々曇」。
相手のことを大切にしよう。そうすると、七〇％の好きが八〇％になることもある。

彼女を大切にすることが、彼女との関係をよいものにするという、基本を伝えたい。

【自分の考えで生きる】

ユニークな発想で人と繋がる

自分の考えや見方が人と違っていることは、自分自身の個性だったり、自分の在り方そのものだから、実はとても貴重なものなのだ。

ある女性が、CDショップでアルバイトを始めたことがあった。それまでは、人と一緒にいると緊張しやすく、いつも頑張りすぎて一ヶ月で力尽きて、辞めることを繰り返していた。だが、そのCDショップでは長続きした。厳しさは変わらないはずなのになぜだろうかと不思議だった。しばらくして理由が分かった。彼女は、それぞれのCDの短い紹介を書く役を任されていた。それがとてもユニークな内容でお客さんの評判がよく、CDショップのオーナーに認められた。彼女はそれがとても嬉しかったんだ。

ある男性は、スーパーでお客さんにアンケートし、そのアンケートをもとに考えユニークな品揃《しなぞろ》えの店にすることができた。それが評価されて自信をつけた。

人とは異なる自分の考えには、人にはないユニークなところがある。人と異なる視点や考えは、良い意味で新鮮で刺激的となり得る。特にそのことを評価してくれる人や仲間に出会えると、自分に自信がついてくる。自分の考えの、ユニークさを大切にして生きていって欲しい。

他人の考えをキャッチする

だけど、ユニークなことは、よいことばかりじゃない。自分の考えや思いをそのまま話すと、他の人の考えと異なり、受け入れてもらえないこともある。時には、クラスや職場の多くの人の考えや思いと異なるために、クラスや職場で孤立する（浮き上がる）ことがある。周囲の人の考えや思い、見方や考え方とズレてしまう。そういう時、「空気が読めない」などと言われることがある。

少し話がそれるけど、僕は自分と違う人を「KY」などとか呼ぶのはよくないことだと思うし、反対である。それは、異なった考えや生き方に、否定的なラベルを貼るもので、異質な存在の価値を認めない考え方だ。これは社会を均一なものにし、脆弱《ぜいじゃく》で不健康にする。社会の健康さとは、異質な存在がそれぞれに生き生きと生きているところにある。

話を元に戻そう。他の人の考えをキャッチするということも大切だ。だけど、これは、実際には難しい。一番よいのは、信頼できる人、信頼できそうな人に尋ねることだと思う。「僕はこう思う。でも、皆はどう思っているのだろうか？」と尋ねてみる。そうすると、自分が考えていることと他人の考えていることが、異なっているのが分かる。

僕は○○と思っている。でも、他人は××と思っている。そういうことだね、と確認してみよう。

「自分の考え」と「他人の考え」とは違うということに、気付いていることがとても大切だ。

「自分のよい」と「他人のよい」とは違う

同様に「自分のよい」と思うことと、「他人のよい」と思うこととは異なっていることがある。まず、ここを押さえておきたい。「自分のよい」と思うことが、極端に言えば「他人にとっては悪い」ことになる可能性がある。だから、自分だけで考えないようにしよう。自分の考えや思いつきにはまり込んでしまい、「自分のよい」ことが、「他人」にとってはどうなのかが、全く見えなくなってしまうからだ。

人に尋ねてみよう

こんな時こそ、「君はどう思う」と尋ねてみよう。簡単そうだけど、これを実行するのは実に難しい。だが、思い切って信頼できそうな誰かに、教えてもらうのだ。「僕はこのように考えるけれど、どうだろうか」と尋ねてみる。そうすると「それは、少し極端じゃないだろうか」「皆に変だと思われるよ」などという答えが返ってくる。

そこで、「ちょっと待てよ」ともう一度考え直そう。人の意見を参考にする。これは自分の考えが正しいという絶対的な視点から、自分の考えをあくまでも一つの考えだと、相対化していく作業だ。他の人の目を通すと、単眼から複眼になり、見るものに奥行きが出てくる。

ストレートで勝負する

発達障害を持つ人の一つの生き方は、自分の考え方を大切にし、ユニークさに誇りを持ち、安易に妥協せず生きていくというものだ。筋《スジ》を通す人と言ってもよい。だが、それはゴツゴツといろいろな場面で人とぶつかり、人生には波風が立ち、決して楽な人生ではない。

自分の持ち玉は、ストレートと心に決めて、これ一本で勝負するという生き方だ。とてもすがすがしい。だから、僕は心の中でエールを送り応援しているんだ。

こだわりエネルギーを生かそう

「こだわり」という言葉は、プラスとマイナスの両方の意味で用いられている。料理や物作りなどの職人の技量において、こだわりはプラスとして評価される。こだわりがあるからこそ、良い物が作れる。「こだわりの味」「こだわりの一品」である。適当なところで妥協しないことが、質を高める。趣味の世界だったら、オーディオにこだわる人、ワインにこだわる人……、それこそいろいろな奥深い世界がある。これらは、生きがいではあっても、決して生きることを苦しめるものではない。

しかし、自分の考えを切り替えられず、同じ心配を持ち続けるというような「こだわり」もある。気になって何度も何度も確かめてしまうというような「こだわり」だ。

実は、先のプラスのこだわりと後のマイナスのこだわりは、決してかけ離れているものではなく、同じものから出発している。何がこのプラスとマイナスの分かれ目か？こだわる力、即《すなわ》ち「こだわりエネルギー」とでもいうものを何に向けるかが分かれ目のように思う。

極めて単純なことだけど、楽しいことや面白いことに、「こだわりエネルギー」を向けて、しっかりと使おう。それは、悩み事や心配事を切り替えられないという、生きづらさを生む「こだわり」に、はまり込まないための一つの方法になる。

【皆に合わせて生きていく】

「ニコニコ、うんうん」でやっていく

ストレートに自分を表現するのとは逆に、人に合わせるということに専念するという生き方もある。集団の中にいるために、集団の中での軋轢《あつれき》を避けるために、皆の考えや意向に自分を合わせていく。他人の考えに合わせることを、いつも考えるのだ。これは集団の中で安全に生きていくためには、よいやり方の一つだ。ニコニコして、口数少なく「うんうん」と相槌《あいづち》を打つ。これでだいたいOKだ。極論すれば、多くの話題は、話の中身が分かっていなかったとしても、「ニコニコ、うんうん」でOKだと思う。

相槌を打つ

とは言え、皆に合わせて相槌を打つのは、なかなか難しい。相手の話をよくわからずに聞いて相槌を打っていると、時にタイミングがずれることがある。そうすると「話を聞いてないでしょ」とか「いい加減な返事をして」などと非難を浴びることになる。で

も、その時でも慌てることはない。「ごめん。よく分かっていなかった」と、率直に言えば良い。それから、もう一度、話を聞くのだ。

相槌を上手に打つように努力するという方法もある。話を集中して聞いて、話の流れを読んで、流れに沿った相槌を打つ。何時《いつ》、どのような相槌を打つかの腕を磨く。いわば相槌のプロになる訳だ。これを一生懸命にやっていると、悩みを持っている人の話に真剣に耳を傾けてきく、即《すなわ》ち傾聴するというカウンセラーのようになっていくという副産物もある。人にいろいろと相談され、その悩みを受けとめ、人の悩みをいくらか軽くしてあげられるようになって、仲間のなかで大切な存在になった人もいる。

他人と対立しないように生きていく

人に合わせるという苦労は、それだけじゃない。集団に合わせるといっても、人は一人ひとり考えが微妙に、時には大きく異なっている。だから、Aさんに合わせようとしたら、Bさんに合わない。Bさんに合わせようとしたら、Aさんに合わない。というようなことが起こりやすい。特にAさんとBさんがあまり仲良くない時には、どうしたらいいんだろう。どちらも立てようとすると、「あなたは、八方美人だね」なんて言う人がいるから、本当に困る。

他にも、まだある。人や集団に合わせていると、自分なりのユニークな考えがあっても、皆とずいぶん違うので、自分の考えを話せなくなってしまう。そのうち、人のことばかりを考えるようになって、自分の考えに自信がなくなったり、分からなくなったりしてしまう。

もちろん、このような生き方にも多くのプラスがある。何よりも、皆とぶつからず、誰からも責められず、安全に平和に毎日を生きていくことができる。これってとても大切なことだ。だから、このような生き方もいいと思う。ピッチャーに例えると、持ち玉のストレートを隠し、一人ひとりの間合いをはかり、変化球で打たせてとる、そんな手硬いピッチングだ。

自分の考えを大切にしながら、皆の考えも参考にする

自分の考えで生きるのと、皆に合わせて生きるのをバランスよく組み合わせて生きていく。これは確かにとてもよい。人の生き方として、理想であり目標である。だけど、バランスよく生きているように見える人でも、よく見てみると、自分の考えで行くか、皆に合わせるかの、どちらかが強いというような、個性があるように思う。

実際には、自分の考えを中心に生きていこうとする人も、他人の考えに耳を傾けることが大切となる。同様に、他人の考えに合わせて生きていこうとする人も、自分の考えを大切にしてほしい。

相手の文化を理解する

人の考え方や感じ方のことを「文化」と呼ぼう。人は誰でも、独特の考え方や感じ方を持っている。人は、皆、大なり小なり異なった考え方や感じ方をしているものだ。でも、人がどのように考え、どのように感じるかを理解するのは、とても難しい。そもそも、自分がどのように考え、どのように感じるか、というのも正確には分かりにくいものだ。

序章に、人には「裏表」がないと感じている二人の女性について書いた。しかし、「裏表」を使い分ける人もたくさんいる。社会を生きていく時には、裏のある人に出会って混乱したり、時には騙《だま》されたりすることもある。だから、「裏表」のある人がいるということを理解しておくことは、社会の中で安全に生きるために大切なことだ。

それには、外の文化を翻訳して教えてくれる人を見つけ尋ねることが大切となる。そういう人を通して他人と自分の考え方や感じ方の違いを知ろう。ただし、どちらの文化が正しいとかいうものでない。他人の考え方や感じ方と、自分の考え方や感じ方は対等だ。

よい翻訳者や通訳に出会って、ほっとしよう。他人の文化と、自分の文化に接点ができる。そして、対等な文化交流ができた時、人は初めて、自分の文化を超えて、互いに共通する文化を探ることができる。それが真の交流だと思う。

余談だが、欧米の人たちを見ていると、しばしば自分たちの文化が中心だと感じる。パリで地元の人が利用する雰囲気のいい、そして値段の高くないレストランで食事をした時のことだ。アメリカ人の若いカップルが、夕食に、ハンバーガーを食べているのを見た。これっていったい何なんだ！と驚いた。違う国に行けば、その土地のものを食べて味わう。美味しいと感じるかどうかは分からないけれど、食べてみるのが、異なった文化への礼儀というものだ。世界の国々に対するアメリカの姿勢を見るみたいで、とても嫌だった。周囲のフランス人がそれを嫌がっているのが、ひしひしと伝わってきた。でもアメリカ人だけでなく、当のフランス人やイギリス人にも同じものを感じることがある。

大切なのは、自分の文化を中心に考え行動すること（自文化中心主義）から離れて、どれだけ異なった文化との接点を探れるかだ。青木保は、「異郷の神を畏れる心をもって」（『文化の翻訳』東京大学出版会、一九七八年）と書いたけれど、人間は異なった文化の中に自分の身を置きながら感じ考えて、異なった文化を理解しようとする姿勢が大切だと、僕は思っている。

発達障害を持つ人と持たない人が、お互いの考え方・感じ方を理解するというのは、このようなものではないかと思う。

第七章

周囲の人たちへのアドバイス

——発達障害という文化に敬意を払う

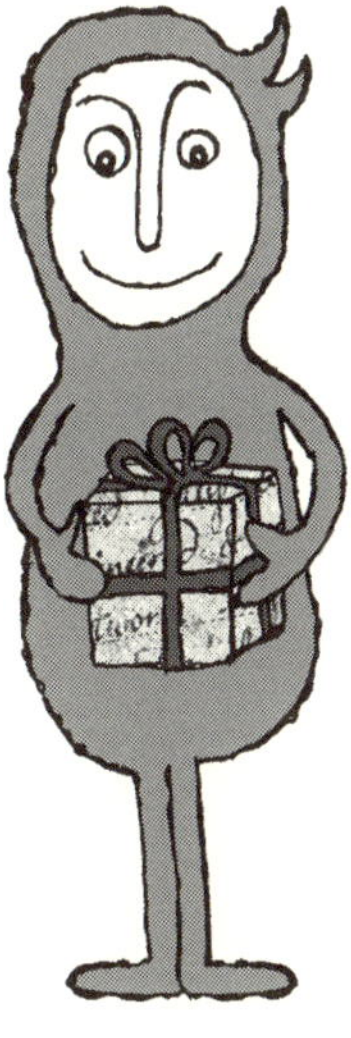

◆無言・無表情に惑わさせられない

初対面の時、発達障害の傾向を持つ人は、寡黙で（時には無言で）無表情であることが多い。話しかけても応答がなく、しばしば、彼らから拒絶されているように感じてしまう。だから、もう一度、会うのをためらってしまう。思わず、「ここに来るのが、負担ではないですか？」などと尋ねることもある。

だが、本当に彼らは拒絶しているのだろうか？　初対面の時に彼らがまず感じるのは、強い緊張感である。緊張のあまり言葉が出なくなり、無表情になる。緊張のあまり、目の前の人の声が、そして話の内容が入っていないことが多い。そんな時に、彼らに向かって「話しなさい」とプッシュする、問い詰めるのは、論外である。彼らの緊張は極度に高まり、恐怖に近いものとなりかねない。

僕は、診療の際には、「話せることだけを、話してくれればよい」「僕は君が困っているように感じる。よかったら、何も話さなくてもいいから、一週間後に、もう一度、来てくれないか？」などと話すことがある。二回目以降、少しずつ言葉が出てくることを、僕は少なくなく経験している。

無言・無表情は緊張のためではないかと考えて、彼らを問い詰めない、追い詰めないことが大切である。

◆彼らの側に身をおいて感じ考える

彼らの目を通したら、世界はどのように見えるのだろうか。彼らの耳を通したら、世界の音や声はどのように聞こえるのだろうか。彼らの目と耳を持ったつもりで、考え、想像してみて欲しい。これは決して大げさで特別なことではない。僕達は、自分の目と耳と同じものを、他人も持っているように思いやすいが、これは誤ちである。人は、皆、異なった目と耳を持っている。

大学生時代、身体の障害を持った友人と街に遊びに出ていたことがある。二〇歳過ぎていたので、時には、夜、食事や酒を楽しみに街に出ていたりしていた。ある時、車椅子を押してもらって街を出るのはどのような体験なのか感じたいと思い、友人の車椅子に自分が乗って、人に押してもらった。僅かな段差が身体に衝撃を与えるのを感じた。歩道にはみ出た自転車や看板などがとても恐く感じた。車椅子を押す人が方向を急に変えることが、乗っている僕にはとても恐く感じられた。すれちがう人が車椅子に乗っている僕を見る視線がとても気になった。車椅子を人に押してもらうとは、どのような体験か、身に染みて感じたものだった。身体の障害を持った友人は、車椅子だけでなく日常生活のさまざまな場面で、僕の想像を超える、多くの恐怖や不自由を感じているに違いないと思った。

相手の立場になって考えるということは、実際に相手の側に身をおく、ということから始まる。車椅子を押しているだけでは分からず、自分が車椅子に乗って押してもらわないと分からない。車椅子を押す側と押される側には決定的な感覚のズレがある。そのズレを感じとるためには、相手の側に身を置くという実体験が必要だと思った。

もう一つ例を出そう。頻尿（度々トイレに行きたくなる）で困っている男性がいた。その男性は、街に出ようとする時、必ずどこにトイレがあるか確かめて、トイレとトイレを線で結ぶように、伝い歩いて行く。線で結べない所には行けないため、外出先は数カ所に限られてくる。その男性が「頻尿の苦しみは、なかなか人には分かってもらえないんですよね。外に出ようと思うといつもどこにトイレがあるのかと考える。トイレとトイレの間が長いと恐くてしょうがない」と言った言葉が心に残っている。確かに、不安と恐怖を持ちながら、街に出るのは容易なことではない。僕自身がトイレに行きたくても近くにトイレがなくて我慢した体験を思い出すことによって、その男性の日々の苦しみが、実感を持っていくらか理解できる。男性の苦しみを充分に想像した上で、頻尿に対する助言や対策を考えることが大切となる。

人と共通の認識を持つことは、本来、容易なものではない、ということを、普段の人間関係においても留意しておきたい。外国から日本にやってきて、日本語が充分に理解できず話せず、考え方や常識などの背景文化も全く異なった状態に置かれた人が、日本人の僕をどのように見て、どのように理解するだろうか、と想像してみたら分かりやすい。いつも相手の目と耳と頭を持ったつもりで考える。それが、相手への思いやりの初歩として、僕たちに求められているマナーなのだと思う。

付け加えると、発達障害を持つ人には、自分の苦手を克服するために獲得し発展させてきたものがあるように思う。それは、例えば、人の気持ちをより深く理解し共感できるようになっていることなどである。深く理解するとは、人の心の裏を読む意味ではなく、人の心の底にある本質的な辛さや苦しみを直観的に把握するというようなものだと、僕は感じている。広汎性発達障害を持つ人と話していると、純粋な優しさや温かさや配慮というようなものをしばしば感じる。それに救われているのは、実は僕ら自身なのである。

◆どのように話すか

まずは、具体的な事項、例えば数字で答えられるものや、「はい」「いいえ」で答えられるものや、選択肢の中から選べるようなものを、尋ねることから始めるとよい。「何か困っていることは？」「具合はどうですか？」「調子はどうですか？」というような、曖昧な質問は、内容が多様な意味を持ち、答えにくいことがある。主語、述語が明確でない文章や長い文章はさけ、簡潔で明瞭な文章を心がける。話し方に抑揚や強弱をつけず、単調な話し方のほうが伝わりやすい。ゆっくりとよく聞こえるように話すほうが、的確に伝わることが多い。

話す時に心がけたいことをいくつかあげていこう。

①あっさり、はっきり、簡潔に伝える。

これが基本である。

②くどくならない。問い詰めない。

③早口で、たたみかけるように話さない。

④声が大きすぎないように、強すぎないように気をつける。

②③④はそれだけで、「怒られている」「責められている」という感覚を強めることがある。

⑤一度の情報量を多くしない。

⑥複数の感情を混じらせない。例えば、褒める時にはストレートに褒める。

⑦曖昧な多義的な表現や態度をとらない。

⑤⑥⑦に気をつけないと、しばしば混乱を招き、時には猜疑《さいぎ》的《てき》になってしまうことがある。

又、話を聞く時には、次のようなことを心がけたい。

①相手の話すペースに合わせる。

基本は、ゆっくりとしたペースである。

相手の言葉と、自分の言葉との間に、少し「間」ができるくらいがよい。

②相手が話すのを、急かさない。

③相手の話の終わりまで、きちんと聞く。

④受け止めているという、相槌を打つ。

例えば、キャッチボールで、相手のボールをバシッとグラブの音が聞こえるように受け止めて、相手と同じようなスピードのボールを相手のグラブに向けて投げ返す。これが言葉のコミュニケーションの基本である。

コミュニケーションの場面では、このような配慮をすることによって、二次的な混乱を避け、人と安心して繋《つな》がり、やりとりをするという体験や感覚を育むことが大切になる。

◆褒める、評価する

支援が必要な人で、他人から評価されるという経験を充分にしている人は少ない。何らかの問題や行動で、注意されとがめられるということを繰り返し、その上で相談にやってくることが多いのだ。相談に来て、又、注意されとがめられたのでは、彼らは心を閉ざしてしまうであろう。

まずは、彼らから話を聞き、「〇〇で困っていたんですね」と、悩んでいたことを受けとめたというサインを送る。そして、「本当に、大変だったですね」と労《ねぎら》う。僕は、その上で、「大変だけど、よく頑張ってきたと思う。すごいですね」と話すことが多い。実際、本当に感心することが多いからである。もちろん、誰にでも同じように話すということではない。ただ、問題点だけを明らかにしていくことは、彼らを元気づけない。一生懸命に頑張っている所に気付くことが大切なのである。

だから、「悩みがあっても、自分で解決しようと思っているのではないですか」「あなたは、まじめに頑張り過ぎているのではないですか」「家族の皆のことをいつも心配しているのですね」などと、彼らの話から気付いた彼らのよい所、頑張っている所を見つけようとする。あるいは、彼らの趣味や興味を持っていることを教えてもらう。実際、深い洞察や含蓄のあるものが多いので、彼らから教えられることはとても多い。「面白そうですね」「奥が深いですね」などと感想を述べ、「また、教えてください」とお願いしたりする。そんなちょっとした会話が、彼らと関係を築く糸口となり、そして応援するものになるのではないかと思う。

◆発達障害が現れやすい場面を想定して対応する

発達障害の特徴と言われるものは、日常の生活の中にさまざまな形で現れてくる。その生活の一つひとつの場面で、発達障害の特徴を捉えていくことが大切である。

第四章で紹介したのと似たケースで、ある女性は、「あれもやっといてくれる？」と親が言うと、いつも不機嫌になり怒り出した。親は「ワガママな娘だ」と怒るが、女性にとっては「自分の予定」を変更することであり、自分なりの順番や段取りが変わることであった。「あれも」というような、自分の予想に反したことは、日々の生活でさまざまな形で現れ、絶えず女性に小さなパニック（不機嫌や怒りっぽさなど）を生み出していた。それは親からは「ワガママで、自己中心的」なように見えるのだが、女性は自分なりの世界や秩序を乱されることで混乱していたのである。

そこで、僕は、「して欲しいことは、前もって整理して伝えること」を親にお願いした。そして、女性には「何か一つやることが加わってもいいような、ゆとりのある予定を組もう」と話した。このような助言に即効的な効果はないが、女性の日々の生活を安定させていくのに少し役立ったように思う。

就職をめぐって別の女性と両親とで話し合っていた時のことだ。「雑用というのが、一番ダメなんです」と母親が述べたことがあった。雑用とは、それこそ「あれも」が連続する事態、「あれも、これも」の世界であり、予想のつかない世界で働くことを求められるものだと思う。

◆頑なな考えや態度は変わらないか？

発達障害を持つ人の思い込みは強く、なかなか変化しないように見える。しかし、よく見ていると、彼らの考えや態度は、僕たちの想像以上に変わるものである。その変化の仕方を見ていると、悩みながら迷いながら、ゆっくりと変わるというのは少ない。白から黒に反転するというように、ある瞬間に、一八〇度変わることが多いように思う。

ただ、彼らが変わるためには、彼らが納得のいくように説明をすることと、それを聞いて彼らが真に納得するのを待つという姿勢が求められる。

例をあげてみよう。ある発達障害を持つ人との会話である。彼は思い込みが強く、周囲の人がいくら助言しても、それを変えることが難しかった。ある宿題ができないため、数日、学校に行けなくなった状態で彼がやってきた。今までも同じようなことがあり、このままでは再び学校に行けなくなってしまう。

彼「宿題ができていないので、学校には行けません。先生は宿題を『絶対にやれ』と言っているので、やっていかないと絶対に許してくれません」

私「『宿題、頑張ってやったけどダメだった』と話してみたら？」
彼「ダメです。やります」
私「でも、これで休みが続くと、ますます行きにくくなるかもしれないね。とにかく一度行ってみたらどうだろうか」
彼「ダメです。宿題やってからです」

同様のやりとりを、これまでに何回も繰り返してきた。最初は、彼が納得しないままで終わっていたが、やがて一、二週間のうちに説得を受け入れるようになり、最近では二、三〇分で受け入れられるようになった。「僕の考えを伝えて、彼が納得するのを待つ」を繰り返しているうちに、少しずつ納得して受け入れることができるようになった。
ここで一つ注意が必要なのは、援助する人間が、彼らの頑《かたく》なな態度に対して、はまり込むように熱を帯びて説得しようとしてしまうことである。その結果、援助する人間が彼らを力で屈服させるようになることがある。それは、彼らのこだわりと、援助する人間のこだわりとの対決となり、不毛であるだけでなく、信頼関係を損なってしまう。援助する人間は自分の中にある説得したいという気持ちに距離をおき、彼らのこだわりや彼らの世界を尊重することが大切である。

◆発達障害の特徴は容易には変えられないものである

発達障害をできる限り個性と捉えたらどうかと、これまで書いてきた。障害というよりも、一人の人間の在り様や生き方と捉えた方が良いのではないかと考えたからだ。だが、個性と捉えた時、彼らが感じている、人間関係や日常生活での様々な生きづらさが、気持ちや考えの持ち方次第で、変えられるのではないかなどと誤解されることがある。だから、彼ら自身の意志や考えでは容易に変えられない、まさに生きることを障害しているものを持っているという視点もとても重要なのだ。序章で記した連続性と異質性という点から言えば、個性と捉えるのは連続性の視点であり、障害と捉えるのは異質性の視点である。

僕は一人の人を理解しようとする時、発達障害の傾向にできるだけ注目するようにしている。それは、その人を発達障害と診断しようとするということではなく、あくまでもその人を、発達障害の傾向という点から見直してみるということだ。その人の言動を、例えば、「わがまま」や「自己中心的」と否定的に理解するよりも、「こだわり」や「予定の変更の困難」などの障害特徴のために、「わがまま」や「自己中心的」に見える言動をとってしまうと理解する方が肯定的に捉えることができる。彼の中に、自分の思い通りにならず、彼を苦しめているものがあると気付くことが大切なのだ。そうすると、周囲の人が、彼を不要に苦しめているものを、少しでも減らそうと考えることができる。それだけでなく、彼の「苦手」な部分にどのように対処するかと、彼と一緒に考え、作戦を立てることもできる。

◆サインを送り続ける

家に長期間ひきこもっていると、初めは心配してくれていた人たちが、次第に関わりを控えるようになることがある。電話をしたり、家庭訪問をしてくれていた教師や保健師や知人などが、しつこく訪ねてもその人の負担になるのではないかと考え、それまでの電話や家庭訪問を止めてしまう。その結果、気が付いてみると、彼のいる家庭は陸の孤島になっている、ということが少なくない。

そうならないためには、いろいろな立場の周囲の人たちが、彼に関わることを、止めないことが大切だ。学校の教師や、地域の保健師など家族ではない人たちの関わりは、非常に貴重である。その際には、無理のない間隔で、そして、無理に彼に会おうとしないようにお願いする。そうしないと、彼にとって、無理やり、自分の世界に入ってこられるような、辛い侵襲的な体験となりかねない。無理やり会おうとしない、控えめな家庭訪問を嫌う人は少ない。それどころか、家族と教師や保健師が話しているのを、嬉《うれ》しく思っている人は少なくない。

一見、何の効果もないように見える訪問も、長期的にみると決して無駄ではないことが多い。周囲から送られてくる侵襲的ではないサインは、ふとした機会にひきこもっている人によって捉えられ、外に出る導きの糸となることがある。逆に、そのような一条の光が射し込むことのないような世界で、人が、自力のみで、自分の世界から外に出ることが可能なのだろうかとさえ思う。

大切なのは、「心配しているよ。何か応援できることはない?」というようなサインを、周囲の人が送り続けることである。

◆「伝え合う」を積み重ねる

ある大学生は、話し始めると、止まらなくなり、僕が質問や相槌《あいづち》を打とうとしているのにも気付かず、話を続けた。口をはさむ間がないのだ。そこで、少し大きな声で、「ちょっと待ってね」と話を止め、「今まであなたが話したことは、こういうことですよね。だけど、あなたの言った、これはどういう意味？」などと質問すると、その答えが返ってくる。彼には少しブレーキをかけて質問することから、やりとりが始まった。実は彼には、自分の話に興味を持ち質問してくれる人が必要だったのだ。

ある男性は問いかけに対して、いつも「はい」「いいえ」など、短く応えるのみで、話が広がらず、ブツブツと話が切れてしまった。そのため、間合いのあいた、沈黙の多い会話になりがちであった。でも、僕の話を一生懸命に聞き、適切な返事や相槌を探っているのが分かった。沈黙を男性が嫌がっているようではなかったので、ゆっくりとした途切れがちなコミュニケーションを大切にするようにした。

一方的によく話す人も、逆に聞くのに専念している人も、その人のペースに合わせながら、少しずつ言葉のやりとりを続けていくことが大切である。

話題は、その人が好きなもの、得意なものでよい。その人の興味を持つ世界の話を聞き、自分の感じたことを伝える。「伝え合う」ということ自体を積み重ねることこそが、関係を安定させ、感情を安定させる力を持っているのではないだろうか。きっと「伝え合う」という関係を保つこと自体に、大きな価値があるのだと思う。

◆安全と安心、平和な環境を提供する

発達障害を持つ人は、多くの刺激や情報に直接に晒《さら》され、心のなかに不安と緊張が生じやすい。周囲の世界は、いつも自分を脅かす恐い世界と感じられ、そこに新たな出来事が加わると、更に心の中の不安と緊張が高まり、周囲の世界はより一層、恐い世界となりやすい。聴覚過敏をはじめとする感覚過敏などは、その恐い世界を警戒し、感覚が総動員されている状態の可能性もある。

発達障害を持つ人は、周囲の環境の影響を受けやすく、敏感に反応している。彼らが

不安定となる時には、まず彼らの生きている環境に何か変化がないか考える必要がある。彼らに何よりも必要なのは、安全で安心できる人と環境だと、僕は思う。不要な刺激を減らし、快適な刺激を増やしていく。彼らに関わる人たちは、自身が安全で安心できる人間であると彼らに受け止められるように、気を付けていたい。

それだけでなく、家庭や学校や職場が少しでも平和で、彼らに好意的なものになるように、環境調整も行いたい。そのような安全で安心できる平和な環境の中に、彼らが身を置いた時、彼らの、不安と緊張は少しずつ和らぎ、発達障害らしい特徴も穏やかな形になると思う。前にもいくつかの例をあげたが、時には、障害特徴と一見マイナスに見えるものが、プラスに転じることもある。

最終章

君も僕も発達障害

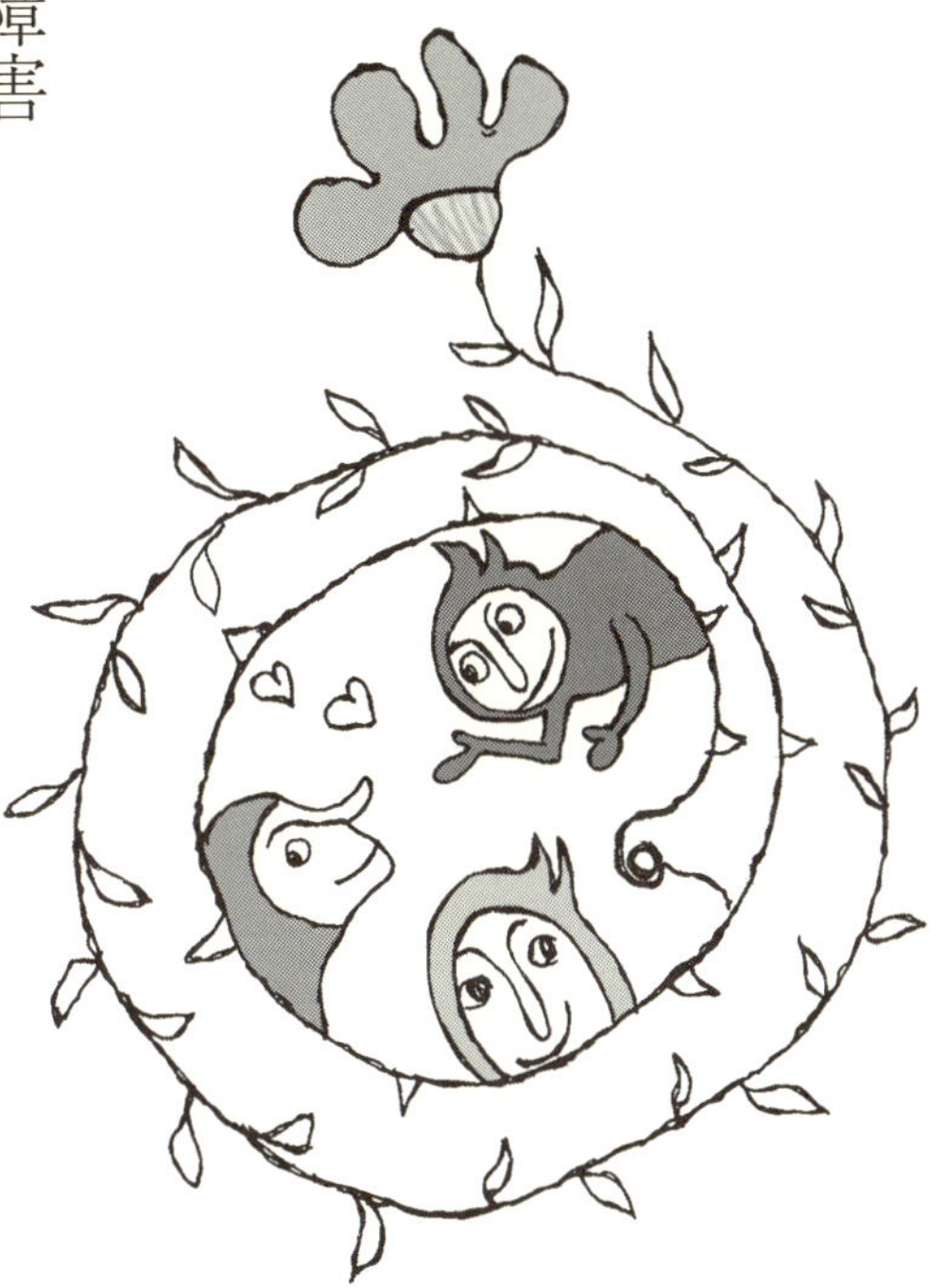

◆あの時、ジャンケンに負けていたら

原爆が落とされた広島の爆心地に僕は生まれ育った。まだ街の中には、ぐにゃっと形を変えた釘《くぎ》やガラス瓶、溶けて塊となった硬貨など、原爆の跡がいたるところに残っていた。

僕の小学校時代、広島カープが町の人々の精神的支柱であったが、それだけでなく、当時は町内野球もさかんで、時に大きな大会のようなものもあった。僕は、極めて不器用な子供であったので、めったに野球に声がかかることはなかった。だが、監督が僕のような子供にも野球の機会を持たせてやりたいと考えたのであろう。ある時、「明日の試合に出ておいで」と声をかけてくれた。

当時、ライトまでボールが飛んで来ることはほとんどなかったので、野球が下手な子供はライトが定位置であった。僕は、当然、ライトとなり守備についていた。最終回、一点リードしたところで、僕たちのチームはもう勝ったと、皆、思っていた。その最後の打者が、恐ろしいことに、しかもその試合で初めての、大きなフライを僕の方に打ってきた。打球は高く舞い上がり、同時に僕はパニックとなり、訳も分からないままに前

進した。だが、ボールは僕の頭の上をはるかに超えていってしまい、呆然《ぼうぜん》と立ち尽くしていた。「追いかけろ！」と言う皆の声に、ハッとわれに返り、ボールを追いかけて行ったが、ランニング・ホームランで相手に一点が入り、結局、同点に追いつかれてしまった。僕は皆にすまないという気持ちと、とんでもない失敗をしでかしたという恥ずかしさでいっぱいになり、皆と目を合わせることもできずベンチに戻った。

そのまま延長戦となったが、それ以上、点が入らず、最後はジャンケンで勝敗を決めることになった。それも打順通りにジャンケンをするという。僕は九番目であった。つまり打力でも僕はまったく期待されていなかったということだ。だが、恐ろしいこともあるものだ。八番目までのジャンケンは四対四で、僕のジャンケンが勝ち負けを決めることになった。僕はジャンケンも極めて弱い方であった。今でも何故《なぜ》かほとんど負ける。ところが、その時は何を間違ったのか、皆の注目が集中する中で、僕は全員の予想に反して、ジャンケンに勝ったのだ。予想外の結果に皆は大喜びをし、僕のボールを取れなかったという大チョンボは、帳消しとなった。

だが、それ以来、たまに野球をしても、僕はフライが取れない。フライが上がった瞬間に小学校時代のこの光景が蘇《よみがえ》り、金縛りのようになってしまう。もちろん、これに打ち勝つには、練習を繰り返すことが必要なのであろう。

当時を振り返って思うに、あの時、僕がジャンケンに負けていたら、僕は、確実に、自分の部屋から出られなくなり、学校にも行かなくなっていただろう。不器用な幼い僕は、その後、ホームランを打つような一発逆転もできなかったことだろう。

僕は確実にひきこもり予備軍であったし、今でも予備軍であると思っている。ひきこもっている人に会うと、いつもジャンケンに負け、ひきこもったかもしれない、不器用な子供の頃の自分を想像する。子供の頃の自分と、ひきこもっている人とが重なって見える。そして、その人の閉塞した世界の出口はどこにあるか、少しでも彼の世界を広げるにはどうしたらいいかと、僕は彼と一緒に考えようとする。

◆障害を持つ人間として、正当な支援を求め生きていく

障害を持っていようといまいと、人は幸福に生きていく権利を持つ。これは日本国憲法第一三条に記されている。

わが国の障害者基本法（昭和四五年）の第一条には、「……全ての国民が、障害の有無によって分け隔てられることなく、相互に人格と個性を尊重し合いながら共生する社会を実現するため、……障害者の自立及び社会参加の支援等のための施策の基本となる事項を定める……」と記されている。

又、発達障害者支援法（平成十六年）には、「学校教育における発達障害者への支援、発達障害者の就労の支援、発達障害者支援センターの指定等について定めることにより、発達障害者の自立及び社会参加に資するようその生活全般にわたる支援を図り、もってその福祉の増進に寄与する」と記されている。発達障害においても、他の身体障害や知的障害などと同様に、福祉、教育、医療などの諸領域で、自立と社会参加のための支援を受けることができることは、非常に重要である。障害を持っていたとしても、一人の市民として生きていく権利を持っているのである。

ここで、障害という言葉について少し考えてみたい。

発達障害という診断の英語表記は、developmental disorderという。それを日本語の

「障害」と訳していいのだろうか。そもそも「障害」という表記についても、その漢字の意味から賛否がある。この本では、そもそも「障害」とは一体何なのか、ということについて、原点に戻って考えようという視点に立っており、あえて「障害」という表記は変えずに使用した。

身体障害の場合について考えてみよう。例えば、脳血管障害（disease 又は disorder）による、歩行障害という機能障害（impairment）があると、移動するのに困難が生ずるという能力障害（disability）が生じ、その結果、町に出て食事や友達と会うというような生活が妨げられるという社会的不利（handicap）がもたらされる。だが、たとえ、disorder や impairment があったとしても、バリアフリーの社会構造で、外出を支援する社会サービスなどを利用できる条件が整っていれば、disability や handicap は生じず、普通に生活していくことができる。

発達障害の場合、disorder や impairment という点では、これまで記してきたように、プラスとマイナスを持ったものであり、身体障害ほど明瞭なものではない。だが、disability や handicap という点では、身体障害と同様に、社会の中での生きづらさや生活しづらさ、そして進学や就労などの社会参加での不利をこうむりやすい。

もちろん、発達障害的なところがあっても、「自分の力や周囲の援助で、何とかやっていける」ならば、自分のユニークな個性と思って生きていけばよい。しかし、発達障害にもとづく、生きづらさや生活しづらさ、そして社会での不利に強く苦しむ時には、一人の人間として普通に生きていくためのサポートを求めることは大切である。具体的には、発達障害として利用できる社会サービス、社会資源を利用することが役に立つ。相談窓口は、自治体の保健所や発達障害者支援センターをはじめとして、いろいろな所がある。

ただし、繰り返しになるが、定型発達と比べて、発達障害が劣っているのではない。定型発達と発達障害はあくまでも異なった文化であり、その意味では対等なのである。それだけは、忘れないで欲しい。

◆発達障害を持つ人の悩みは、すべての人の悩みでもある

人にとって他人の気持ちや考えは、こんな気持ちや考えではないかと推測はするけれ

ど、それでも他人が感じているように正確に分かる訳ではない。そのため、勘違いや行き違いがしばしば起こり、人間関係の悩みが生じやすい。だから、発達障害であろうとなかろうと、人は他人の気持ちや考えが充分にキャッチできず、悩んでいる。夫婦、親子、嫁姑《よめしゅうとめ》、上司・部下、先輩・後輩、同僚、同級生など、さまざまな人間関係に悩んでいる。繰り返すが、それは他人の気持ちや考えが充分には分からないからである。発達障害において、社会性の障害というが、人は皆、他人との関係で悩んでいるのである。

ちょっとした言葉の誤解も同様だ。自分が意図したことと、他人が受け取ったことが異なることは、僕たちの日々の生活にたくさんある。「そんなつもりで、言ったのではなかったのに」「言葉足らずで申し訳ない」「私の意が充分に伝わらなかったようで」などのコミュニケーションの障害も、人間関係において日常的なものである。だから、発達障害であろうとなかろうと、人は、皆、コミュニケーションの問題で悩んでいると、僕は思う。

「こだわり」だってそうだ。人は皆、いろいろな人生の苦しみを「忘れよう」「水に流そう」と思って悩む。しかし、なかなか忘れられず水に流せずに苦しむ。心配や悩みが頭にこびりついて、眠れぬ夜を過ごすこともある。気持ちや考えを切り替えようとしても、切り替えられない。それが普通に生きているということではないだろうか。

そう考えると、発達障害の特徴と言われているものは、発達障害であろうとなかろうと、その程度は別にして、誰にでも生じやすいものだと、僕は思うようになった。

◆人は、皆、グレーゾーンに生きる

そもそも健康と病気、定型発達と発達障害などと、二つに分けるのが難しいことだ。普通の人間は健康と病気、定型発達と発達障害が入り混じった存在である。身体にはいつもウイルスが侵入してくるし、住みついてさえいる。身体にはがん細胞が絶えず生まれたりしている。それらの言わば「外敵」と、身体の免疫システムという「防衛軍」とが、いつも身体のどこかで小競り合いをしている。そのような小競り合いも勝ったり負けたりで、時には病気になり、また治ったりする。人生というものはそんなものであろう。又、小さな病気を持って生きている人はたくさんいるし、時には大きな病気を持ちながら生きている人もいる。そのように考えていると、人は、健康か病気のどちらかに分けられるのではなく、皆、病気と健康の境界、即《すなわ》ち判然としないグレーゾーンの中に生きているのではないかと思えてくるのである。

発達障害も同様だと思う。定型発達や多数派と思っている人の中に、社会性の障害やコミュニケーションの障害やこだわりが薄められた形で、時には明瞭な形で存在する。そう考えると定型発達と発達障害ははっきり区別できるものではない。両者が入り混じっているというのが、普通の人間というものではないかと、僕は思う。発達障害であってもなくても、人は、皆、境界の不明瞭なグレーゾーンに生きている。普通に生きるとは、グレーゾーンに生きることなのだ。

だが、時代と文化が多様な発達やあり方を認めなくなった時、地域社会の人を支える力が衰えた時、個人の内なる文化が貧困になった時、グレーゾーンから、病気や障害の方へと押しやられる人たちがいるのではないかと懸念する。

多くの人にとって、発達障害を持つ人が生きる文化は、自分とは異なった文化である。違う考え方や感じ方や価値観を持った文化なのである。だがその文化は、実は僕たちの中にもある。僕らの中にある薄められた発達障害を知り、それを通して理解しようとした時、初めてその文化がいくらか見えてくる。

人は、皆、グレーゾーンに生きる。それが僕達の共有する考え方、文化になればと思う。そして、人は皆、大なり小なり発達障害を持っていると考えた時はじめて、人が多様に発達し、多様に生きることが可能な世界が開けてくる。それだけでなく、助けることと助けられることが同時にあるような世界が開けてくるようにと思い、願いながら、僕は今を生きている。

あとがき

一つの文化ともう一つの文化の間に位置する人を、文化人類学では境界人（marginal person）と呼ぶ。僕はある時から、自分は境界人ではないか、と思うようになった。そう気付いてからは、境界人として生きていこうと思うようになった。一つの文化の真ん中に位置するのではなく、もう一つの文化との境界に位置する。どちらの文化にも所属しているようでもあり、どちらの文化にもどっぷりとは所属していないような境界人として生きているのがすんなりと自分らしいと思うようになった。そして、もし僕に何か役に立つ仕事ができるとすれば、二つの文化の橋渡しをすることではないかと思うようにもなった。それが、僕が精神科医という仕事を選んだ理由だった。又、それが本書を記そうと思った契機でもある。

発達障害を持つと言われる人たちの文化と、定型発達の人たちの文化を繋《つな》ぎ、両者が互いを生かしつつ共存できる道を探る。もちろん精神疾患を持っている人たちと「健康」な人たちを繋ぐというのも同様である。人というものは、相手の良さを知れば、平和に共存できる道を模索することができるのではないだろうか。

そう思ってみると、発達障害を持つと言われる人たちの生きる文化の魅力は、まだあまりに知られていない、ということが気になってきた。「発達障害を持つ人には、独特の長所と短所がある」と多くの本に記されている。だが、多くは短所で、長所はほんの少しだ。これでは一つの文化を理解したとは言えない。発達障害を持つ人には、他に代え難い魅力がある。又、この世に生きるいろいろな人たちの文化は、皆、対等であるという理念も必要だ。それが人というものの理性だとも思う。僕は、そう考えて、発達障害を持つ人たちの文化を理解しようとしてきた。発達障害を持つ人の目を通して、多数派である定型発達の人たちの形作る社会と文化を見た時、逆に大きな歪《ゆが》みと偏りが見えてくると感じることもある。

本書が、発達障害を持つ人たちの生きる文化の魅力をいくらかでも伝えることができたら、僕はとても嬉《うれ》しい。発達障害とは一つの文化であり、同時に多くの人の内にもある文化だと、僕は思っている。発達障害を持ち、さまざまな生きづらさを抱えた人たちに、自らに誇りをもち、胸を張って堂々と生きていって欲しい。本書が少しでもその役に立つことを、僕は心から願っている。

最後に、いつも僕を励まし支えてくれている川崎医科大学精神科学教室の同僚に感謝したい。そして、この本が完成するように温かく励ましてくださった、筑摩書房の吉澤麻衣子さんにお礼を申し上げる。多くの人の支えの中で本書は生まれた。何より、発達障害を持つ人たちの文化から多くを学んだ。深く感謝する。

二〇一二年八月三一日
まだまだ暑い毎日の中で、微《かす》かに来る秋の気配を感じながら

青木省三

【参考文献】

本書を記すに当たって、直接に、間接に、影響を受けた著者と著作を紹介したい。

中井久夫　中井久夫コレクション「世に棲む患者」「『つながり』の精神病理」「『思春期を考える』ことについて」「『伝える』ことと『伝わる』こと」　ちくま学芸文庫 全四巻、二〇一一年～二〇一二年

「焦りとゆとり」から、生活の広げ方まで、本書は、生きていくための知恵と工夫であふれている。氏によって切り開かれ到達した、世界に誇る精神医学がここにある。

村瀬嘉代子　「新訂増補　大人と子どもの心の架け橋」金剛出版、二〇〇九年

発達障害を持つ子どもとの接点を見つけ、コミュニケーションを育むなかで、子供が変わる。質の高い心理療法のエッセンスが凝縮してここにある。

神田橋條治　「発想の航跡」岩崎学術出版社、一九八八年

「自閉の利用」だけでなく、常識を問い、発想を逆転させ、本質に迫るという氏のア

プローチに多くの示唆を得る。

清水將之「子どもの精神医学ハンドブック　第二版」日本評論社、二〇一〇年

氏によって日本の青年期精神医学は切り開かれた。本書は、多職種の人々に、質の高い児童青年精神医学のエッセンスを伝えてくれる。

村田豊久「子どものこころの不思議—児童精神科の診療室から」慶應義塾大学出版会、二〇〇九年

発達障害を持つ子供たちとの、生き生きとした接点を探る臨床は、多くの示唆を与えてくれる。

佐々木正美「アスペルガーを生きる子どもたちへ」日本評論社、二〇一〇年

発達障害を持つ人が、その人らしく生きていくことを、長い臨床経験の中から説いている。

高橋脩「アスペルガー症候群・高機能自閉症：思春期以降における問題行動と対応」精神科治療学、19:1077-1083、二〇〇四年

発達障害は、発達的「少数民族」であり、誇りを持って育つことを支援するという姿

勢が貫かれている。
滝川一廣、佐藤幹夫「『こころ』はどこで育つのか　発達障害を考える」洋泉社新書、二〇一二年
発達とは、発達障害とは何かについて、本質的に、根源的に問い、常識をくつがえしてくれる。
小林隆児「自閉症の関係障害臨床─母と子のあいだを治療する」ミネルヴァ書房、二〇〇〇年
愛着とコミュニケーションを育む臨床の大切さを教えてくれる。
杉山登志郎「発達障害の子どもたち」講談社現代新書、二〇〇七年
発達障害を持つ子供の、独特の文化の豊かさを詳細に伝えてくれる。
斎藤　環、山登敬之「世界一やさしい精神科の本」河出書房新社、二〇一一年
質の高い精神医学が、平易に簡潔に語られている。
田中康雄「軽度発達障害のある子のライフサイクルに合わせた理解と対応」学習研究社、二〇〇六年

子供たちの内面を深く理解し、その上での実際的なアプローチが示されている。

吉田友子「あなたがあなたであるために―自分らしく生きるためのアスペルガー症候群ガイド」中央法規出版、二〇〇五年

発達障害を持つ子供が、自尊感情を持ちながら成長していくことを支援している。

綾屋紗月、熊谷晋一郎「発達障害当事者研究　ゆっくりていねいにつながりたい」医学書院、二〇〇八年

発達障害を持つ当事者として、自身の生き方や考え方を記し、多くの示唆を与えてくれる。

鈴木啓嗣「子どものための小さな援助論」日本評論社、二〇一一年

子供への治療と援助とは何かと問い、そのエッセンスを凝縮した文章で教えてくれる。

村上伸治「実戦　心理療法」日本評論社、二〇〇七年

シンプルだが意外。この本には生き生きとした精神科臨床が結晶化されている。

青木省三「思春期　こころのいる場所」岩波書店、一九九六年

青木省三「僕のこころを病名で呼ばないで」岩波書店、二〇〇五年→ちくま文庫　二〇

一二年
青木省三「時代が締め出すこころ」岩波書店、二〇一一年
この三冊は、病気や障害とは何か、人がその人らしく少しでも幸せに生きるとはどういうことか、を考えた連作だ。時間があれば、読んで欲しい。

ちくまプリマー新書

117 若者の「うつ」——「新型うつ病」とは何か　傳田健三

若い人たちに見られる「新型うつ」とはどのようなものか。かかりやすい体質や性格があるのだろうか。思春期のうつに、気づき、立ち直るための対処法を解説する。

124 君も精神科医にならないか　熊木徹夫

精神科医は言葉というメスを使い治療を行う。薬を処方するとき患者の何を見つめているか。精神医療の先入観を覆し、道なき〈臨床道〉を温かく照らす誘いと挑発の書。

152 どこからが心の病ですか?　岩波明

心の病と健常な状態との境目というのはあるのだろうか。明確にここから、と区切るのは難しいが、症状にはパターンがある。思春期の精神疾患の初期症状を解説する。

019 こころの底に見えたもの　なだいなだ

ヒステリー、催眠術、狐憑き、トラウマ、こころの底は不思議なことばかり。精神分析を作り出したフロイトがそこで見たものは？　心理学誕生の謎を解き明かす。

020 〈いい子〉じゃなきゃいけないの?　香山リカ

あなたは〈いい子〉の仮面をかぶっていませんか？　時にはダメな自分を見せたっていい。素顔のあなたのほうがずっと素敵。自分をもっと好きになるための一冊。

ちくまプリマー新書

ちくまプリマー新書

111
負けない
勢古浩爾
「勝ち組・負け組」という分け方には異を唱えたい。「強いか弱いか」「損か得か」だけで判断しない。「美しいか醜いか」を見失わない。それが「負けない」である。

043
「ゆっくり」でいいんだよ
辻信一
知ってる? ナマケモノが笑顔のワケ。食べ物を本当においしく食べる方法。デコボコ地面が子どもを元気にするヒミツ。「楽しい」のヒント満載のスローライフ入門。

002
先生はえらい
内田樹
「先生はえらい」のです。たとえ何ひとつ教えてくれなくても。「えらい」と思いさえすれば学びの道はひらかれる。——だれもが幸福になれる、常識やぶりの教育論。

028
「ビミョーな未来」をどう生きるか
藤原和博
「万人にとっての正解」がない時代になった。勉強は、仕事は、何のためにするのだろう。未来を豊かにイメージするために、今日から実践したい生き方の極意。

078
幸せになる力
清水義範
先行き不安なこの時代、子どもの本当の幸せとは。幸せになる力をどう作り、親はどうサポートすべきか。パスティーシュの大家が、絶妙な語り口で教育の本質を説く。

chikuma primer shinsho

ちくまプリマー新書189
ぼくらの中《なか》の発達障害《はったつしょうがい》

二〇一二年十一月十日　初版第一刷発行
二〇二二年三月三十日　初版第十刷発行

著者　青木省三（あおき・しょうぞう）
装幀　クラフト・エヴィング商會
発行者　喜入冬子
発行所　株式会社筑摩書房
東京都台東区蔵前二-五-三　〒一一一-八七五五
電話番号　〇三-五六八七-二六〇一（代表）
印刷・製本　中央精版印刷株式会社

ISBN978-4-480-68892-7 C0211 Printed in Japan